地域創造研究叢書
No.27

長寿社会を生きる
――地域の健康づくりをめざして

愛知東邦大学地域創造研究所=編

唯学書房

まえがき

　日本は高齢化の進展が著しい。わが国の「新健康フロンティア戦略」では、健康寿命の延伸を図り、健康増進を目指すことを掲げている。それには子どもから高齢者までの健康づくり運動を推進させる研究・開発が重要となる。

　筆者らは地域創造研究所の「地域の健康づくり研究部会」のメンバーであり、研究会は、2013年度に発足し、2016年度も継続して活動している。この部会は、地域在住の高齢者を対象に身体活動・運動（健康教室）をとおして、健康づくり活動の輪を拡げていくために研究を行ってきた。

　この「健康教室」では、主に「ふまねっと運動」（詳細は第4章で解説）の講座参加者の協力を得て、その効果を探りつつ研究活動を推進した。研究員は健康・健康づくりをキーワードに健康の維持増進を図るには、どのようにすればよいのか、地域の高齢者が継続的に社会活動に参加してもらえるのかなど、試行錯誤を繰り返しつつ実践活動をしてきた。

　本書、『長寿社会を生きる――地域の健康づくりをめざして』では、最近の社会状況を鑑みて、栄養の偏り、運動不足、過労、ストレスなど不健康な要因が多々存在していることから、健康で豊かな社会を築くために、各研究員が着目したそれぞれの課題について取り上げている。その内容は、健康の要素ともいえる食事・運動・ストレスなど"心身の健康"に関するもので、健康教室の実際、参加者・指導者の実態調査、文献研究などの知見をまとめたものである。以下、編成順に紹介する。

　第1章は、「運動教室に参加している高齢者の健康状況」（尚爾華）。地域在住高齢者への健康に関する調査結果から得られた知見をまとめた。体操教室の参加者は、食事・運動・喫煙など生活習慣がよく、適正体重も維持されていた。日常的に身体活動をすることの重要性について検討している。

　第2章は、「健康食品・サプリメントの功罪」（澤田節子）。高齢者と大学生に対して健康食品・サプリメントの利用状況について検証した。サプリメント利用者は3割以上で、70歳代の高齢者が多かった。利用にはメリット・デメリットがあり、それぞれに留意事項の指摘がなされ、教育・指導の必要性について検討している。

　第3章は、「健康に生きる鍵」（谷村祐子）。健康を維持するには、腸内環境の様子が重要な鍵となる。腸内細菌に関する知見を中心に、「健康」に生きるにはどの

ような生活を心がければよいのか、多様なライフスタイルに適応する食生活・生活習慣を送るヒントについて紹介している。

　第4章は、「地域在住高齢者の心の健康支援」（肥田幸子）。地域在住高齢者を対象に、「ふまねっと運動」をすることで、運動後の心理的状況が好転し、自己肯定感の高い人ほどより楽しい気分になること、また、学生との交流の中では相互のイメージが肯定的に変化することを示している。

　第5章は、「高齢者の健康維持と運動」（中野匡隆）。健康に生きるためには、適切な運動・スポーツをすることにより身体機能を維持して、虚弱状態を予防することが鍵となる。これらの知見をもとに、健康づくり研究会主催の「健康教室」において「ふまねっと運動」を実施した結果を紹介している。

　第6章は、「指導者がもつ健康の運動指導上の位置づけ」（木野村嘉則）。高齢者を対象とした運動指導者と少年期のスポーツ指導者に対して、彼らの指導目標および指導のなかでの健康づくりについて、事例をとおして検討している。

　本書は、各研究員の健康づくり活動をとおして、健康教室参加者などの声を反映し、その結果をお返しする意味での研究報告でもある。筆者らが主催した講座をはじめ、何らかの社会活動に積極的に足を運ばれている方々は、心身ともに健康であり、健康を維持するためにも何らかの活動を継続されている方々である。それは生活習慣病などのリスクを低減し、その発症を遅らせることになり、健康寿命を延ばすことにつながっていくものと確信する。

　今後、健康教室などの講座に参加されている人々が核となって、活動が各地域に拡がり、地域住民の健康づくりの一助となることを念じている。

2017年2月

「地域の健康づくり研究会」
主査　澤田 節子

目　次

まえがき　iii

第1章　運動教室に参加している高齢者の健康状況　尚　爾華　1
　　はじめに　1
　Ⅰ　生活習慣、身体活動・運動に関する先行研究　1
　Ⅱ　運動教室に参加する高齢者の食生活や健康に関する意識調査　3
　Ⅲ　運動教室に参加する高齢者の健康状況と生活習慣に関する調査　6
　Ⅳ　身体活動・運動に関する新基準・新指針および社会全体の取り組み　14
　Ⅴ　まとめと今後の展望　16

第2章　健康食品・サプリメントの功罪
　　　　　──高齢者と大学生の調査をとおして　澤田　節子　19
　　はじめに　19
　Ⅰ　健康食品・サプリメント調査の概要　21
　Ⅱ　健康食品・サプリメントの調査からみえてきたもの　22
　Ⅲ　身近な存在としての健康食品・サプリメント　28
　Ⅳ　「健康と食」に対する教育・指導　38
　Ⅴ　まとめと今後の展望　40

第3章　健康に生きる鍵──腸内環境の視点から　谷村　祐子　44
　　はじめに　44
　Ⅰ　腸の役割　45
　Ⅱ　健康を左右する腸内細菌　46
　Ⅲ　腸内環境の状態を知る　48
　Ⅳ　食品と腸内フローラ　51
　Ⅴ　生活習慣が腸内細菌叢を決める　54
　Ⅵ　まとめと今後の展望　58

第4章　地域在住高齢者の心の健康支援
　　　　　──地域活動に「ふまねっと運動」を実施して　肥田　幸子　61
　　はじめに　61
　Ⅰ　心の支援と「ふまねっと運動」　62
　Ⅱ　A市における活動事例からの調査報告　64

Ⅲ　まとめと今後の展望　78

第5章　高齢者の健康維持と運動　中野 匡隆　83
　　はじめに　83
　　Ⅰ　高齢者の健康と身体機能　84
　　Ⅱ　健康を維持するための運動　89
　　Ⅲ　健康のための運動の実際　93
　　Ⅳ　まとめと今後の課題　97

第6章　指導者がもつ健康の運動指導上の位置づけ
　　　　――高齢者と青少年対象の指導者の事例をとおして　木野村 嘉則　100
　　はじめに　100
　　Ⅰ　運動指導者への調査　102
　　Ⅱ　それぞれの指導者への調査からみえたもの　103
　　Ⅲ　まとめと今後の課題　114

第1章　運動教室に参加している高齢者の健康状況

尚　爾華

はじめに

　厚生労働省の国民運動である「スマート・ライフ・プロジェクト」では、「健康寿命をのばしましょう」をスローガンに、国民全体が人生の最後まで元気に健康で楽しく毎日が送れることを目標とし、身体活動・運動、食生活、禁煙の3分野を中心に、具体的なアクションの呼びかけを行っている[1]。

　身体活動は心筋梗塞や脳卒中などの予防だけでなく、一部のがんや運動器症候群、認知症の予防、健康寿命の延伸にも大きな効果を有することが多くの研究で明らかになっている。「健康日本21（第二次）」では、成人男性9,000歩・女性8,500歩以上を一日の目安としているが、厚生労働省が2016年11月に発表した「平成27年国民健康・栄養調査結果の概要」によると、成人の一日あたりの平均歩数は、男性は7,194歩、女性は6,227歩であり、65歳以上の場合は、男性は5,919歩、女性は4,924歩であることが分かった。したがって、特に高齢者が日常生活の中で無理なく体を動かし、身体活動・運動を実施する支援策が求められている。また、実際に運動教室に定期的に参加している高齢者の健康に対する意識と生活習慣や健康状況を解明することが、支援策を策定する際に参考になると考えられる。

　本章では著者らが2013年から2016年までA市で実施した運動教室に参加している地域在住高齢者の健康に対する意識と生活習慣、健康状況に関する調査結果をまとめた。

I　生活習慣、身体活動・運動に関する先行研究

　厚生労働統計協会発行の『国民衛生の動向』では、「身体活動・運動は生活習慣病の予防のほか、社会生活機能の維持・向上と生活の質の向上の観点から重要であ

る」としている。身体活動・運動が「健康にいい」ことは多くの人々が感覚的に理解しているが、具体的にどのような効果があるのか、以下、先行研究について述べる。

今から約60年前の1953年に発表されたモーリス博士のロンドンバス研究[2]は、運動と疾病との関連についての最初の報告だと言われている。この研究は、ロンドンバスの運転手と車掌の心臓発作と心臓病による死亡の頻度を比べたものである。この両者を比較すると、心臓発作、心臓病による死亡は、ともに運転手の方が多く、特に55歳以降はその差が顕著になっているのが分かる。運転手は仕事中に座りっぱなしなのに対して、車掌はバスのなかで行き来しており、活動量はかなり多くなっている。この研究から、「運動不足になると心臓病になりやすい」、「座りがちな習慣が心臓病の死亡リスクを高める」ことを明らかにした。

アメリカ人の体力と心臓病およびがんの死亡率との関係[3]の研究は、1989年に米サウスカロライナ大学運動科学部のスティーブン・ブレア博士より発表された。この研究では、アメリカ人の男女約1万3,000人を対象として、体力レベルと死亡率との関係が調査された。体力レベル別の各グループ全体の死亡率、循環器疾患（心臓病）による死亡率、がんによる死亡率を8年以上にわたり追跡調査を行った。その結果、男性においては、体力レベルが中等度の人は体力レベル低い人の全死亡率の半分以下で、循環器病やがんの死亡率は約1/3であった。体力レベルの高い人は、中等度の人と比較してさらに死亡率が低下していることも分かった。この傾向は女性でもほぼ同様であった。米医学雑誌 *Lancet* に掲載されたブレア教授による研究結果では、2008年には世界中で約530万人が運動不足で死亡し、喫煙による死亡者数（500万人）を超えた。2013年、世界保健機関（WHO）も、運動不足が原因で死亡する人は毎年320万人に達するとの予測を示している。以上の結果から、「体力レベルを少しでも高く保つことが重要」であることが分かってきた。

ハーバード大学のパッフェンバーガー博士の研究グループによる、ハーバード大学卒業生の身体活動と死亡相対危険度調査[4]では、1962年から1978年に、同大学の卒業生約1万7,000人を対象に日常的な運動量のアンケートを行い、1週間に運動によって消費したエネルギー量を算出して、運動量と死亡率の関係を調べた。その結果、週の運動量が500kcal以下のグループの死亡率を1とした場合、3,000kcal以上のグループでは、死亡率が約5割減少している。この結果から、消費エネルギー量が増えるにつれて、全体の死亡率が下がっていくという結論を導き

出した。

　高齢者に対する運動教室と自宅運動による歩行障害の予防効果[5]の研究では、虚弱な高齢者1,635人を、週2回の運動教室と週3～4回の在宅運動（いずれも筋力トレーニング＋ウォーキング）を指導する群と、運動教室（座学＋ストレッチ）を行う群に分けた約3年間の比較試験を行った。その結果、筋力トレーニング＋ウォーキングで歩行障害の発生と歩行障害の長期化が抑制されることが分かってきた。以上の結果から運動の継続によって高齢者の歩行障害の発生率が低くなることが証明された。

　IT企業従業員の身体活動レベルと抑うつとの関連[6]の研究では、日本のIT企業の従業員812人を対象に、余暇時間における身体活動時間と抑うつ発症の関連を1年間追跡し分析した。その結果、余暇での身体活動がほとんどない群と比べて、週135分以上の身体活動を行っている群の抑うつ傾向は約50％低い値を示した。

　平成15年度に札幌市は高血圧、高脂血症、高血糖、肥満傾向を有する国民健康保険加入者を対象に、尚ら[7]は軽度な運動を中心とした「たのしくコース」と呼ばれる運動介入プログラムを実施した。この軽度な運動介入による健康増進効果に関する研究では、対象者は296名（男性100人、女性196人）、平均年齢は68.6歳だった。参加者は6ヵ月間「楽しい」「やってみたい」と思う運動を高い継続率で実行した。主な運動種目は体操、ストレッチ、自転車、散歩など自宅内また自宅周辺でできる種目であった。このプログラムは、継続性に重点を置き、軽度と楽しさを考慮した内容である。結果としては、短期目標とした生活習慣の改善については、大阪大学の森本兼曩教授の提唱する8つの生活習慣のうち、「栄養バランスの考慮」と「運動習慣の改善」に有意な改善がみられ、健康習慣指数（HPI）も上昇した。また、主観的な健康状態も「まあ良い以上」と感じる者の割合が有意に高くなった。この結果により、軽度な運動介入でも生活習慣の改善、健康増進につながることが期待できることが分かった。

Ⅱ　運動教室に参加する高齢者の食生活や健康に関する意識調査

1　食生活や健康に関する意識調査の概要

　筆者らは2014年5月に、A市M施設において、「ふまねっと運動」教室参加者

41名のうち、女性38名を対象に、FFQg ver3.5食習慣アンケートを用いて調査を行った。無記名式でアンケートに記入してもらい、運動教室終了後に回収した。このアンケートの中のA「運動や健康に関して質問」とB「食態度に関して質問」の二つのカテゴリーにおいて、回答項目に対応した点数をつけ、EZR32.vit［23］を用いて、解析を行った[8]。

2　食生活や健康に関する意識調査の結果

　有効回答は38名で、回収率は100%であった。参加者の最低年齢は66歳、最高年齢は91歳、平均年齢は74.5（± 5.3）歳であった。

A　「運動や健康に関して」のカテゴリー

　運動習慣に関する設問に関して、「日常生活の中で体を動かそうとしていますか」、「定期的に運動をしていますか」の設問では全員「している」と回答したが、「運動不足だと思いますか」の設問では50.3%は「思う」と回答した。また、「運動の種類と1週間のうち運動をしている時間」の設問では、運動種類（自由記入、複数回答可）として、「ラジオ体操・健康体操」が50%で最も多く、次が「ウォーキング」が23.7%であった。「1週間のうちの運動時間」の平均値は4.5（± 3.3）時間であった。しかし、最小値は1時間で、最大値は12時間となって、個人差が非常に大きかった。

　「喫煙」、「適量以上にお酒を飲む」の設問では、「しない」の回答はそれぞれ100%であった。適正体重に関しては、「適正な体重を知っていますか？」、「適正体重を認識・維持しようとしていますか」の設問では、「知っている」、「している」の回答はそれぞれ87%と63%であった。また、「ストレスと疲れをよく感じますか」の設問では、「ほとんどない」の回答は37%で、6割以上の高齢者はストレスと疲労を感じていることが分かった。

　上記カテゴリーの12問の回答肢には、望ましい習慣（健康的）を1点に、それ以外は0点をつけた。最も健康的な生活習慣の満点は12点として集計した。参加者の得点の最小値は3点、最大値は12点で、平均値は8.9（± 0.66）点であった。また、得点をlowグループ（6点以下）とhighグループ（7点以上）の二つのグループに分けると、highグループの人数は全体の84.2%を占め、全体的に良好だった。

B 「食態度に関して」のカテゴリー

　「食事を楽しんでいますか」、「食事を味わって食べていますか」、「普段の食事の時間は決まっていますか」の設問では、「はい」の回答はそれぞれ84％、79％、92％で、概ね良好な結果であった。「夜9時以降に食事をする頻度」、「コンビニ弁当や持ち帰り弁当を利用する頻度」、「インスタント食品や調理済み冷凍食品を利用する頻度」の設問に関しては、「しない」と「ほとんどしない」を合わせて、それぞれ95％、100％、95％で、栄養バランスなどの考慮をし、規則正しい食習慣を持つ高齢者が多く、夜食や出来合い食の利用が少ないことが分かった。「食事はいつも一人で食べる」の設問では、全体の76％の参加者は「いつも一人」、「ほとんど一人」で、高齢者が「孤食」問題に直面していることが明らかになった。「現在の自分の食事状況は良いと思いますか」の設問では、「どちらとも言えない」、「問題がある」、「問題が多い」を合わせて45％で、「孤食」が最も大きい理由だと考えられる。

　また、上記カテゴリーの19問には、それぞれの回答肢に3点、2点、1点、0点に点数をつけ、最も健康的な食態度は満点の24点として統計した。参加者の得点の最小値は10点、最大値21点で、平均値は16.1（±2.3）点であった。得点により、lowグループ（16点以下）、highグループ（17〜24点）の二つのグループに分けると、lowグループの人数は50％を占め、食態度に関しては、参加者の半分は何らかの問題を抱えていると考えられた。

3　食生活や健康に関する意識調査からみえたもの

　定期的に運動教室に参加する高齢者は、運動や健康に関して意識が高いだけではなく、適正体重を維持することも意識し、喫煙・飲酒に関しても良い習慣を身につける傾向がある。

　また、食事の面も十分配慮している。ただ、「孤食」の問題が存在している。ここで、家族がいても食事は一人というケースもあった。それについては、筆者は運動教室開始前のお昼の時間帯に直接聞き取り調査を行った。お弁当を持参する高齢者と一緒に昼食をとりながら、その理由を聞いた。一番多い回答は食事を作るのが好きで、自分の好みで作りたいからだった。そして、年齢の若い家族の食事内容や食べ物の硬さや味の濃さなど口に合わないことが多いため、自ら調理し、部屋でのんびり食べるほうが好きだという。家族がいても、自分の部屋で一人で食べるのは

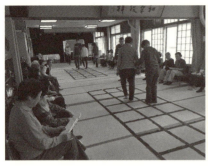 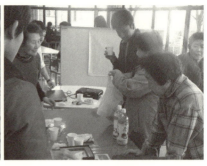

写真1-1　「ふまねっと運動」教室の風景　　写真1-2　「ふまねっと運動」参加者と茶話会

「孤食」ではあるが、好きで選んだ形で、若い世帯とお互いの自由が尊重され、今のままがよいという。また、運動教室などいろいろな社会的な活動の参加により、積極的に外出し、活動仲間とよくお茶会や食事会をしていることが明らかになった。ただし、高齢者が一人で好きなものを食べるのは気楽だが、偏食になったり、栄養バランスが偏ったり、低栄養に陥る可能性がある。そのため、筆者らが運営している「ふまねっと運動」教室は、体力向上や認知症予防だけでなく、高齢者の仲間同士の料理勉強会や食事会へ発展しているので、食事面の健康増進効果も期待できる。

Ⅲ　運動教室に参加する高齢者の健康状況と生活習慣に関する調査

1　健康状況と生活習慣に関する調査の概要

筆者はA市M施設の運動教室で行った意識調査(2014年5月)の結果(前述)を踏まえ、さらに多くの施設で調査するため、2016年7月～8月にA市内にあるT施設など合計9施設の高齢者運動教室(主に体操など軽運動)の参加者を対象に、「生活習慣や健康状況」に関するアンケート調査を行った。運動教室の参加者の基本状況と性別・年齢別の運動・生活習慣について検討した。

「生活習慣や健康状況」に関する調査アンケートは無記名式であった。運動教室の講師が教室内でアンケートを配布し、参加者向けに記入に関する説明を行った。体操教室終了時に回収した。

表 1-1　体操教室参加者の基本状況

	全体	男性	女性
人数（人）	646	46	600
年齢（歳）	75.2 ± 6.1	76.1 ± 6.7	75.1 ± 6.1
身長（cm）	151.9 ± 6.2	163.5 ± 6.3	151.0 ± 5.3
体重（kg）	50.3 ± 7.8	58.9 ± 7.4	49.6 ± 7.4
BMI（kg/m²）	21.8 ± 3.0	22.0 ± 2.3	21.7 ± 3.0
体操教室参加期間（年）	4.4 ± 4.4	2.6 ± 1.5	4.5 ± 4.5

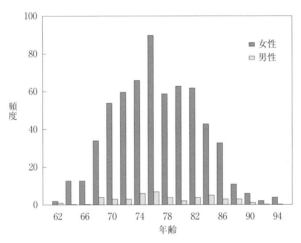

図1-1　参加者の年齢分布

2　健康状況と生活習慣に関する調査の結果

（1）基本状況

　参加者は地域在住の高齢者で、人数は合計646人であった（男性46人、女性600人）。全体の平均年齢は75.2歳（男性76.1 ± 6.7歳、女性は75.1 ± 6.1歳）であった。最年少は60歳で、最高齢は94歳であった。身長の平均は男性163.5 ± 6.3cmで、女性は151.0 ± 5.3cmであった。体重の平均は男性は58.9 ± 7.4kgで、女性は49.6 ± 7.4kgであった。体操教室の参加期間は、男性は2.6 ± 1.5年で、女性は4.5 ± 4.5年であった。BMIの平均値は、男性は22.0 ± 2.3で、女性は21.7 ± 3.0であった。BMIが正常範囲（18.5～25）の参加者は全体の83.1%（537/646）であった。BMIが18.5未満だったのは0.3%（20/646）で、最も低かったのは16.0であった。

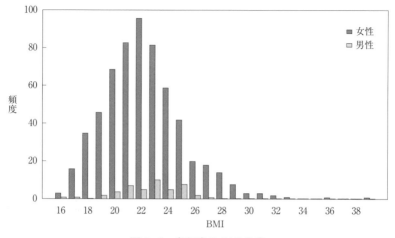

図 1-2　参加者の BMI 分布

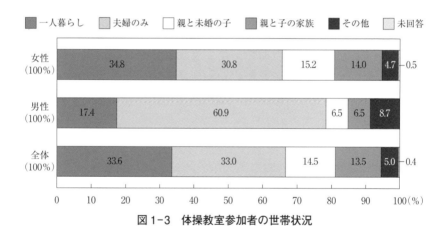

図 1-3　体操教室参加者の世帯状況

BMI が 25 より高かったのは 10.8％（70/646）で、最も高かったのは 40.0 であった（表 1-1、図 1-1、図 1-2）。

　世帯状況では、全体の 3 割が「一人暮らし」で、3 割が「夫婦のみ」で、残りは「親と子」や「その他」であった。女性では「一人暮らし」が 34.8％で一番多く、次は「夫婦のみ」が 30.8％であった。「親と未婚の子」は 15.2％で、「親と子の家族」は 14.0％であった。「その他」は 4.7％で、主に姉妹や兄弟そして親戚・知人と

表 1-2　健康習慣に関するアンケート

問1	毎日の朝食の摂取	①ほとんど食べない　②時々食べる　③ほぼ毎日食べる
問2	食事の栄養バランスの考慮	①ほとんど考えない　②時々考える　③ほぼいつも考える
問3	運動習慣	①週1回以上の運動なし　②週1回以上の運動あり
問4	一日の睡眠時間	①7時間未満　②7以上8時間未満　③8時間以上
問5	一日の労働時間	①8時間未満　②8以上9時間未満　③9時間以上
問6	タバコ	①吸う　②吸わない
問7	お酒	①多量に飲む　②多量に飲まない
問8	ストレス	①非常に多い　②やや多い　③それほど多くない　④ほとんどない

注：問1から問8までの下線部分は望ましい生活習慣。
　　下線の項目該当に対して1点を与え合計し、健康習慣指数HPIとした。

の同居などであった。男性では「夫婦のみ」は60.9%で、最も多かった。次は「一人暮らし」17.4%であった。「親と未婚の子」は6.5%で、「親と子の家族」は6.5%であった。その他は8.7%であった。全体的には、「一人暮らし」と「夫婦のみ」がそれぞれ33.6%と33.0%、「親と未婚の子」は14.5%、「親と子の家族」は13.5%で、「その他」は5.0%であった（図1-3）。

（2）性別・年齢階級と生活習慣の関連

　65歳未満の参加者を除いた65歳以上の参加者627人（男性45人、女性582人）を男女とも、65～74歳をグループAとし、75～84歳をグループBとし、85～94歳をグループCとした。「健康習慣に関するアンケート」の各項目（全8項目、表1-2）における望ましい生活習慣を持つ参加者の割合、7項目以上該当者の割合および平均値、健康習慣指数（HPI）、主観的な健康度を性・年齢階級別に解析を行った（表1-3）。

　各項目の結果は以下の通りである。

　［問1　毎日朝食を摂取する］は、男女とも平均95%以上であった。特に男性ではグループBとグループCは100%であった。高齢者は、朝食を規則正しく摂取していることが分かり、これは健康を維持に欠かせないものである。

　［問2　栄養バランスを考慮する］は、男性ではグループCは80.0%で、最も良かった。グループAは47.4%で最も少なく、グループBは61.9%であった。女性では、グループA、グループB、グループCはそれぞれ66.0%、64.1%、75.0%で

表 1-3　性別・年齢階級と生活習慣の関連

	性別	全体年齢階級	65〜74歳（グループA）	75〜84歳（グループB）	85〜94歳（グループC）	p 値	NA
対象者（人）	男性 女性	45 582	19 265	21 281	5 36		
毎日朝食摂取（％）	男性 女性	95.6 95.9	87.5 95.5	100.0 96.1	100.0 97.2	0.24 0.86	2
栄養バランスの考慮（％）	男性 女性	57.8 65.6	47.4 66.0	61.9 64.1	80.0 75.0	0.37 0.42	
週1回以上の運動（％）	男性 女性	84.1 78.8	88.9 79.2	81.0 77.7	80.0 83.3	0.77 0.71	4
睡眠7〜8時間（％）	男性 女性	42.2 31.2	52.6 34.1	33.3 26.8	40.0 44.4	0.46 0.04	2
労働9時間未満（％）	男性 女性	97.8 99.7	94.7 99.2	100.0 100.0	100.0 100.0	0.50 0.30	4
喫煙しない（％）	男性 女性	100.0 97.9	100.0 96.9	100.0 98.9	100.0 97.1	1* 0.27	16
飲酒しない（％）	男性 女性	48.9 91.9	47.4 90.2	47.6 93.1	60.0 94.4	0.87 0.38	4
ストレスが多くない（％）	男性 女性	82.2 74.1	84.2 72.5	81.0 73.3	80.0 91.7	0.95 0.04	
7項目以上該当（％）	男性 女性	40.0 45.4	36.8 45.7	38.1 42.0	60.0 69.4	0.62 0.008	
健康習慣指数（HPI）	男性 女性	6.0 ± 1.2 6.3 ± 1.0	6.0 ± 1.3 6.3 ± 1.0	6.1 ± 1.1 6.2 ± 1.1	6.4 ± 10.9 6.8 ± 0.8	0.74 0.01**	
主観的な健康度（％）	男性 女性	40.0 27.5	36.8 27.5	42.9 25.0	40.0 47.2	0.93 0.02	1

* Fisher's exact test（他は Chi-squared test）
** 一元配置分散分析

あった。男女とも年齢の高いグループは食に対する意識が高かった。

　［問3　週1回以上の運動をする］は、男女とも 70〜80％台であった。月1〜2回は運動教室にも参加するので、多数の高齢者は運動による健康増進の意識があることが分かった。

　［問4　睡眠時間は7〜8時間である］は、男性ではグループBは 33.3％で、最も低かった。女性ではグループBは 26.8％で最も低く、グループAおよびグループC（34.1％、44.4％）と有意差がみられた（p 値 0.04）。男女ともグループB（75〜85歳）の年齢層が最も睡眠問題が多いとの結果になった。

　［問5　一日の労働時間は9時間以下である］は、男女ともグループBとグルー

プ C は 100％で、他のグループも 100％に近かった。ほとんどの参加者は過重な労働をしていないことが分かった。

［問 6　喫煙しない］は、男性の全グループは 100％で、女性も全グループは 96.9 〜 98.9％であった。近年のタバコによる健康被害に関する知識が普及し、運動教室に参加している高齢者がほとんど喫煙しないことが分かった。

［問 7　飲酒しない］は、男性ではグループ C は 60.0％で、他のグループは 47.4 〜 47.6％であった。女性は全グループは 90％以上であった。飲酒習慣のある（晩酌など）人は 65 〜 85 歳の男性の中では半分ほどを占め、女性の場合は 1 割程度だった。

［問 8　ストレスが多くない］は、男性では全グループは 82.2％で、女性ではグループ C が 91.7％で最も多く、グループ B（73.3％）およびグループ A（72.5％）と有意差がみられた（p 値 0.04）。男性では年齢と関係なく、全体的に 8 割が「ストレスが多くない」に対し、女性では年齢が高いグループは年齢が低いグループよりストレスが多くないとの結果になった。それは人生経験からストレスと上手く付き合うようになったと示唆される。

［7 項目以上該当（上記 8 項目のうち）］は、男女ともグループ C が最も高かった（60.0％、69.4％）。女性ではグループ C とグループ A（45.7％）およびグループ B（42.0％）に有意差がみられた（p 値 0.008）。男女とも年齢が高いグループのほうが望ましい習慣を持つ人の割合が高かった。

［健康指数（HPI）の平均値］は、男性では平均 6.0 ± 1.2 であった。各グループ間に有意差はなかった。女性では平均値は 6.3 ± 1.0 で、グループ C（6.8 ± 0.8）はグループ A（6.3 ± 1.0）およびグループ B（6.2 ± 1.1）より高かった（p 値 0.01）。女性では年齢の高いグループが、健康指数（HPI）が高いことが分かった。

［主観的な健康度（健康・まあまあ健康と思う）］は、男性では平均 40.0％で、各グループ間には差がなかった。女性ではグループ C（47.2％）がグループ A（27.5％）とグループ B（25.0％）より高かった（p 値 0.02）。女性では年齢の高いグループが主観的な健康度が高いことが分かった。

全体的にみると、女性では「睡眠時間」、「ストレスが多くない」、「7 項目以上該当」、「HPI 指数」、「主観的な健康度」の 5 つの項目において、望ましい習慣を持つ人の割合は、グループ C（85 歳以上）が他のグループより有意に高かった。85 歳以上の高齢者は、睡眠時間を適切に確保し、ストレスに上手に付き合い、より多くの

良い健康習慣を身につけることにより、健康状態が良く、体操教室を続けられると考えられる。主観的な健康度も上記の生活習慣の結果と一致し、グループＣが他のグループより有意に高かった。男性では女性と同様な傾向がみられた。ただし、サンプル数が少ないため、有意差がみられなかった。

3　健康状況と生活習慣に関する調査からみえたもの

（1）参加者の基本状況

体操教室参加者は女性が多く、男性はその10分の1ほどであった。体操参加期間では、女性の平均4.5年間に対し、男性はその半分強の2.6年間であった。行政が運営する高齢者向けの軽運動事業は男性にも参加しやすい工夫が必要である。

参加者の平均年齢は75.2歳で、最高齢は94歳であった。75歳以上の高齢者が半数を占めた。筆者らが平成15年度に行った「札幌国保ヘルスアップモデル事業たのしくコース」（中高年を対象とした運動習慣確立プログラム）における、ほぼ同様な募集条件だった参加者（合計296人）の平均年齢（68.6歳）と比べ、参加者の年齢構成が高齢化になった[9]。それは近年、高齢になっても今の体力を維持し、衰えた体力を少しでも取り戻したいと、高齢者の健康に対する意識が以前より高まったためだと考えられる。

BMIは生活習慣病予防の重要な指標である。今回の調査では、BMIの平均値は男性は 22.0 ± 2.3 で、女性は 21.7 ± 3.0 であった。死亡リスクが最も低くなるBMI=22と近い平均値となった。また、BMIが正常範囲（18.5～25）の参加者は男女とも参加者の85.6%で、運動教室に参加している高齢者は運動や食事によって良い体型を保っていると分かった。ただし、高齢者では加齢とともに内臓脂肪の増加と筋肉量の減少傾向により、見かけ上BMIが正常範囲の「かくれ肥満」がある。BMIが18.5未満は0.5%（20/627）で、最も低かったのは16.0であった。これは、やせ体型であり、低栄養の可能性が否定できない。BMIが25より高かったのは11.7%（70/627）で、最も高かったのは40.0であった。BMIが25以上の場合、心血管疾患などの死亡リスクを高めることが知られている。生活習慣の指導が必要だと思われる。また、高齢者では「かくれ肥満」など内臓脂肪、筋肉量の評価を誤る可能性があり、BMIだけで評価するのは不十分である。筋肉量が多い人（BMIは高めの人）が長生きするという報告もある[10]。

運動教室の参加期間は、男性は 2.6 ± 1.5 年で、女性は 4.5 ± 4.5 年であった。男

性は女性より参加期間が短い傾向がみられた。男性が長く続けるように、楽しく仲間づくりを行政側より支援することが課題である。

世帯状況では、女性では約3割が一人暮らし、約3割が夫婦のみ、残りは親と子やその他の構成であった。男性では夫婦のみが6割で、最も多かった。一人暮らしは2割弱で、残りはその他であった。内閣府「平成26年版高齢社会白書」による高齢者がいる世代構成と近い状況だった。

健康習慣指数（HPI）の8項目における望ましい生活習慣を持つ参加者の割合は、「毎日朝食を摂取する」、「一日労働9時間以内」、「喫煙しない」の3項目は男女とも90％以上との良い結果になった。「過度の飲酒をしない」の項目では、女性は90％以上だったが、男性は5割弱に留まり、高齢者男性の毎日の飲酒による肝臓などの負担が危惧される。「栄養バランス考慮」の項目では男女とも6割前後で、「週1回以上に運動」、「ストレスが多くない」の2項目では男女とも8割前後だった。「睡眠時間は7～8時間」の項目では、男性は4割、女性は3割前後であった。ただし、7時間台の睡眠時間が最も理想だとされているが、「高齢者はどのぐらい眠ったらいいのか」という睡眠指標を示すものではない。日中眠気や集中力低下などの問題がなければ睡眠時間が足りていると考えてもよい。もし「なかなか寝付けない」や「熟睡感が得られない」、「疲労感が残っている」と感じたら、いつも部屋のなかで過ごすのではなく、毎日少しでも外出することで、体内時計（ボディクロック）が太陽光によってリセットされ、夜にぐっすりと眠れるようになり、睡眠の改善につながる。

［7項目以上該当（上記8項目のうち）］の項目では、男女とも全体の4割前後だった。そして、「健康指数（HPI）の平均値（満点8点）」の項目では、男性は平均6.0で、女性は6.3で、概ね良好な結果であった。しかし、「主観的な健康度」では「良い」と「まあまあ良い」の回答者数を合わせて、男性では40.0％、女性では27.5％であったため、何らかの健康問題や不安を抱えている可能性がある。

（2）性別・年齢階級と生活習慣の関連

グループA（65～74歳）、グループB（75～84歳）およびグループC（85～94歳）におけるグループ間の比較では、女性では年齢の高いグループCが望ましい習慣を持つ人の割合が高かった。グループCの女性は健康意識が高く、現状に不安が少ない状況であることを示した。長年にわたり、食事や運動および休養などに気

を付け、望ましい生活習慣を身につけたと推測される。男性では対象者数が少ないことがあり、三つのグループの間では有意差がみられなかった。今後は男性高齢者が参加しやすい運動教室の企画や調査が今後の課題である。

Ⅳ　身体活動・運動に関する新基準・新指針および社会全体の取り組み

1　健康づくりのための身体活動・運動に関する新基準・新指針

　2013年度から全国の健康づくり運動である「健康日本21（第二次）」が厚生労働省健康局よりアナウンスされ、新たに「健康づくりのための身体活動基準2013」（以下は新基準）ならびに「健康づくりのための身体活動指針2013（アクティブガイド）」（以下は新指針）が発表された。名称を「運動基準」から「身体活動基準」に変え、運動だけではなく、生活活動を含む身体活動全体の重要性を強調した。また、従来の指針は60歳代までの利用を想定していたが、65歳以上の高齢者を対象とした新たな基準が示された（表1-4）。

　18〜24歳の身体活動の基準としては、強度が3メッツ[注1]以上の身体活動を毎日60分行う。たとえば、歩行またはそれと同等以上の強度の身体活動などである。18〜24歳の運動基準としては、強度が3メッツ以上の運動を毎週60分行う（息が弾み汗をかく程度の運動）。65歳以上の身体活動の基準としては、強度を問わず、身体活動を毎日40分行う。要するに横になったままや座ったままにならない、いわゆる不活動の状態でなければよい。

2　健康づくりに関する地域の取り組み

　「健康日本21（第二次）」では、「運動習慣者の増加」、「1日歩数の増加」といった個人の目標二つと、「住民が運動しやすいまちづくり・環境整備に取り組む自治体数の増加」のような地域・自治体の目標と合わせて、三つを大きな目標としている。「健康日本21（第二次）」が策定されてから、全国の各自治体で身体活動・運動による健康増進プログラム（システム）が実施された。その中から三つを紹介する。

（1）兵庫県養父市と埼玉県鳩山町での取り組み

　東京都健康長寿医療センター研究所が「虚弱の1次予防と地域保健に関する研究」を行い、そのモデルとして兵庫県養父市と埼玉県鳩山町[11]が「高齢期の虚弱

表 1-4　健康づくりのための身体活動基準 2013（厚生労働省）

血糖・血圧・脂質に関する状況		身体活動（生活活動・運動）※1		運動		体力（うち全身持久力）
検診結果が基準範囲内	65歳以上	強度を問わず、身体活動を毎日40分（＝10メッツ・時／週）	今より少しでも増やす（例えば10分多く歩く）※4	—	運動習慣をもつようにする（30分以上・週2日以上）※4	—
	18～64歳	3メッツ以上の強度の身体活動※2を毎日60分（＝23メッツ・時／週）		3メッツ以上の強度の運動※3を毎週60分（＝4メッツ・時／週）		性・年代別で示した強度での運動を約3分間継続可能
	18歳未満	—		—		—
血糖・血圧・脂質のいずれかが保健指導レベルの者		医療機関にかかっておらず、「身体活動のリスクに関するスクリーニングシート」でリスクがないことを確認できれば、対象者が運動開始前・実施中に自ら体調確認ができるよう支援した上で、保健指導の一環としての運動指導を積極的に行う。				
リスク重複者又はすぐ受診を要する者		生活習慣病患者が積極的に運動をする際には、安全面での配慮がより特に重要になるので、まずかかりつけの医師に相談する。				

注：※1 「身体活動」は、「生活活動」と「運動」に分けられる。このうち、生活活動とは、日常生活における労働、家事、通勤・通学などの身体活動を指す。また、運動とは、スポーツ等の、特に体力の維持・向上を目的として計画的・意図的に実施し、継続性のある身体活動を指す。
　　※2 「3メッツ以上の強度の身体活動」とは、歩行又はそれと同等以上の身体活動。
　　※3 「3メッツ以上の強度の運動」とは、息が弾み汗をかく程度の運動。
　　※4 年齢別の基準とは別に、世代共通の方向性として示したもの。

化（フレイル）を先送りし、健康余命を延伸する社会システムの開発」に取り組んだ。フレイルとは、高齢期に生理的予備能が低下することで、ストレスに対する脆弱性が亢進し、さまざまな健康障害を起こしやすいハイリスクな状態を指す。

　養父市では地域住民が歩いて通えるような虚弱予防の教室を行政区ごとに実施している。そして、研修を積んだシルバー人材センターの会員が市からの委託を受けて各地へ出張し、全員でラジオ体操などの運動プログラムを含め、各地で教室を運営している。面積が広く地縁的つながりが保たれている中山間地域では、小学校区単位での取り組みが有効である。

　鳩山町は退職サラリーマンが多く、体操教室に参加する住民が多い。町内で運動教室を運営している住民ボランティアと一緒に、運動教室の参加者が体力測定を定期的に、無料で受けられる環境を整えている。

（2）北海道から全国へ広がる「ふまねっと運動」教室
　NPO法人地域健康づくり支援会ワンツースリー[12]は、2007年から「ふまねっと運動」という名前の新しい運動プログラムを研究開発し、2015年に厚生労働省

「地域の健康増進活動支援事業」のモデル事業に採択された。「ふまねっと運動」は、あみを踏まないように注意深く、ゆっくり慎重に歩く運動で、歩行機能や認知機能の改善、うつや閉じこもりの予防に効果が期待できると明らかになっている。さらに、担い手として、NPO ワンツースリーはこの運動の指導者である「ふまねっとサポーター」を養成し、その人数は北海道を中心に全国に広がり、現在 2,000 人以上いる。高齢者は「ふまねっとサポーター」のボランティア活動により、今後も「ふまねっと運動」を通じて地域住民の健康づくり活動が全国各地域で取り組まれることが期待できる。一般高齢者対象の認知症予防のためのポピュレーションアプローチの方策として優れている。

(3) 名古屋市高齢者はつらつ長寿推進事業

　平成 27 年度から平成 29 年度までの 3 年間を計画期間として、第 6 期名古屋市高齢者保健福祉計画・介護保険事業計画「はつらつ長寿プランなごや 2015」[13] が策定された。名古屋市健康福祉局高齢福祉部は、健康体操やレクリエーションを楽しみながら「介護予防」について理解を深めるとともに、参加者同士の仲間づくりをすすめ、自主的な活動や地域活動など様々な活動への参加を通じて、地域において元気でいきいきとした生活が送れるよう支援する。高齢者が「互いに長寿を歓び合い、はつらつとして暮らせるまち、なごや」の実現を目標としている。

　そこで、筆者らは「ふまねっと運動」教室の講師として参加した。高齢者がいきいきした様子で、「軽い運動と仲間づくりによって毎日が楽しくなった」、「足腰が強くなった」、「友達ができた」というようなインタビューへの回答が多かった。

　国連の世界保健機関（WHO）が提唱している健康寿命という指標は、「寝たきり」や「認知症」といった介護を要する期間を除き、生涯の健康な期間である。「健康寿命の延伸」を目的とした以上のような地域での取り組みは非常に有効である。

V　まとめと今後の展望

1　身体活動のための社会環境の整備

　社会環境の整備が十分に進むかどうかは「健康日本 21（第二次）」の成否にかかってくる。個々人の努力だけでなく、近所の環境によっても、人は活動的になる。住民の日常生活が「活動的になりやすい街」には共通点がある。活動的な街というの

は、安全、街並みが綺麗という特徴以外に、歩いて行けるお店が多い、歩道・自転車道が整備されているという共通点が明らかになった[14]。「定期的な運動・スポーツ」（週に数回以上）には、「公共施設が整った近隣環境」と、「運動に適した近隣環境」の両方が関連することが明らかになった[15]。「ふまねっとハウスで過疎地における住民主体の健康づくりとボランティア養成」事業では、地域の中古物件を「ふまねっとハウス」として改造し、地域に交流の場を作る（NPO法人地域健康づくり支援会ワンツースリー）。それによって、ボランティアの高齢者がそういった場所で健康づくりや街づくり活動の「担い手」として活躍することができる。

2　合言葉「プラステン」——今より10分多く体を動かそう

　本章では、先行研究や筆者らが行った運動教室に参加している高齢者を対象とした調査の結果から、運動教室の参加などの軽運動や日常生活の中での活発的な活動は、病気の予防・健康増進に効果があることをいくつかの角度から述べた。高齢になっても、体力が衰えないように、毎日の食事をしっかりとること、体を動かすこと、仲間を作るため外出することは健康長寿の維持に役立つ。いつまでも健康で明るい生活が送れるように、安全で楽しい、長続きできる運動習慣の形成が重要である。厚生労働省はメッセージとして、「身体活動の目標を、18〜64歳は1日60分、65歳以上は1日40分にしよう」を提示した。新指針では「+10（プラステン）」、すなわち「今より10分多くからだを動かそう」と呼び掛けた。長寿社会を健康に生きるため、みんなで「プラステン」を合言葉とし、じっとせずに体をもっと動かそう。

【注】
(1) メッツ：身体活動や運動の強度の単位。安静時（横になって楽にしている状態）を1としたときと比較して、何倍のエネルギーを消費するかで活動の強度を示す（著者注：目安としては、座ってテレビを見る、横になって会話するは1.3メッツ、掃除機をかける、台所での活動、歩く・軽い筋トレをするは3メッツ、早歩き・自転車に乗る、子どもと外で遊ぶは4メッツ、エアロビクス、階段昇降は6メッツ、箱や家具を上の階へ運ぶ、長距離走は8メッツ、縄跳びは12メッツといったように、様々な活動の強度を示すことができる。また、座位および臥位ではあまりエネルギーを消費しない活動であることが分かる）。

【引用文献】
[1] http://www.smartlife.go.jp　2016 年 12 月 11 日
[2] Morris, J. N., Haedy, J. A., Roberts, C. G., et al., "Coronary Heart-disease and Physical Activity of Work", *Lancet*, 1953（2）, pp.1053-1057
[3] Blair, S. N., Kohl, H. W., Paffenbarger, R. S. Jr., et al., "Physical Fitness and All-Cause MortalityA Prospective Study of Healthy Men and Women", *JAMA*, 1989, 262（17）, pp.2395-2401
[4] Paffenbarger, R. S. Jr., Hyde, R. T., Wing, A. L., et al., "Physical Activity, All-Cause Mortality, and Longevity of College Alumni", *The New England Journal of Medicine*, 1986（314）, pp.605-613
[5] Marco Pahor., Guralnik,J. M., Ambrosius, W. T., et al., "Effect of Structured Physical Activity on Prevention of Major Mobility Disability in Older Adults", *JAMA*, 2014, 311（23）, pp.2387-2396
[6] 甲斐裕子、永松俊哉、山口幸生ほか「余暇身体活動および通勤時の歩行が勤労者の抑うつに及ぼす影響」『体力研究』2011、109、pp.1-8
[7] 尚爾華、坂内文男、森満「運動による健康習慣指数（HPI）の改善――札幌市国保ヘルスアップモデル事業の結果から」『北海道公衆衛生学雑誌』2005、18（2）、pp.88-91
[8] 澤田節子、肥田幸子、尚爾華ほか「地域在住高齢者の健康維持活動支援に関する調査」『東邦学誌』2015、44（2）、pp.118-139
[9] 尚爾華、坂内文男、森満「中高年者を対象にした運動習慣確立プログラムによる健康増進効果――札幌市国保ヘルスアップモデル事業の結果から」『札幌医学雑誌』2005、74、pp.101-120
[10] Flicker L., McCaul K. A., Hankey, G. J., et al., "Body mass index and survival in men and women aged 70 to 75", *Journal of The American Geriatrics Society*, 2010, 58, pp.234-241
[11] 新開省二、東京都健康長寿医療センター研究所戦略的創造研究推進事業（社会技術研究開発）平成 25 年度研究開発実施報告書
[12] 北澤一利「『ふまねっと運動』を利用した地域住民主体の認知症予防の利点について」『北海道公衆衛生学雑誌』1999、23（2）、pp.43-46
[13] 健康福祉局高齢福祉部高齢福祉課企画係第 6 期名古屋市高齢者保健福祉計画・介護保険事業計画「はつらつ長寿プランなごや 2015」 http://www.city.nagoya.jp/kenkofukushi　2017 年 1 月 30 日
[14] 井上茂、大谷由美子、小田切優子ほか「日本人高齢者における認知された自宅近隣環境と目的別歩行との関連」*Journal of Epidemiology*、2011、21（6）、pp.481-490
[15] 立命館大学／日本学術振興会特別研究員日本版総合的社会調査共同研究拠点 研究論文集［12］JGSS Research Series No.9

第2章　健康食品・サプリメントの功罪
——高齢者と大学生の調査をとおして

澤田　節子

はじめに

　わが国は平均寿命だけでなく健康寿命（健康な状態での生存期間）も延び、世界でもトップクラスの長寿国になっている。これからの長い人生を生きるうえでは、私たち一人ひとりが健康で自立した生活ができるよう、各個人の健康管理が必要である。昨今は健康意識の高まりで、自己の身体を大切にし、健康に生きようと食事・運動にも気遣うようになり、各種の運動（トレーニングなど）を始めている人々も増加してきている。食事に関しては、体によい食品を選び、美味しく食べたいとグルメ嗜好も盛況である。

　一方、最近は家族形態や生活様式の変化を背景に、食生活の欧米化で高タンパク・高脂肪・低食物繊維食の傾向が強まり、バランスのとれた食品を摂取することが難しくなり、健康を確保するために身近にある健康食品・サプリメントで栄養補給をしようとする人々も多くなっている。

　この健康食品・サプリメントは、「もともと生体機能を維持するのに欠かせない、ビタミン・ミネラルなどの成分が不足するのを補うもの」であった[1]。ところが、次第に健康を維持・増進する、あるいは病気を予防する可能性があるものとして、いくつかの成分を含んだ製品が出回るようになってきた。まさしく現在では当初の目的が次第に拡大され、幾多の商品が開発されて市場規模も増大してきている。

　その市場拡大に伴い健康食品に関する新聞やテレビなどのマスコミ報道は、人々の欲求をくすぐり、今すぐ商品を手にしてみたくなってしまうようなものや、その気にさせてしまう宣伝が巷にあふれている。これら情報社会のなかでも人々は冷静に捉え行動している。一方で、なかには「疑問に思いつつ商品を購入してしまった」、あるいは「友人から誘われ買い急いでしまった」という人もいる。ところが、その商品を摂取しても期待した効果がない・実感がないと思いつつ継続している人

もいるのが現実である。

　健康食品は、ドラッグストアだけでなくコンビニエンスストアなどでも販売されており、消費者にとって身近な存在になってきた。さらに、インターネットの普及に伴い、通信販売により外国製品も簡単に手に入るようになってきた。しかし、これらの商品のなかには、成分が明確でないものも出回っており、健康被害も報告されている。

　いわゆる健康食品・サプリメントに関する先行研究は多数ある。消費者庁の「健康食品の表示の在り方」に関する実態調査[2]は、健康食品の利用者10,000人の調査報告書である。その利用状況によると、「ほぼ毎日利用している者」と「たまに利用している者」を加えると、約6割の消費者が健康食品を利用している。年代別では50歳以上の約3割が「ほぼ毎日利用」しており、性別では女性の方が高い利用率であったことなど、参考となる報告がなされている。

　中出ら[3]の「就労成人におけるサプリメントの使用実態と意識についての検討」では、サプリメントの使用者が23.7％であり、女性の使用者が多かった、としている。この中でサプリメント使用に際し、専門家のアドバイスを受けていた人が少なかったことから、助言の必要性や専門家の育成について提言されている。

　中西ら[4]の「大学女子陸上長距離選手におけるサプリメントの摂取状況」では、使用率は86％と高い。摂取サプリメントのなかでは、鉄が69％と最も多く、次がアミノ酸であった、と報告されている。このように大学女子の陸上長距離スポーツ選手が極めて高い摂取率となっていたことなど、参考になる資料である。

　杉山ら[5]の「女子大学生のサプリメントの利用実態と食に関する保健行動」では、サプリメント利用経験があるものが54％であった。その利用者は体調不良者、食に関する情報を雑誌から得ている者、レトルト・惣菜の使用頻度が高い者が多かったとし、栄養摂取の意義やサプリメントの利用方法の指導が必要である、と示唆されている。

　小池ら[6]の「健康食品・サプリメントによる健康被害の現状と患者背景の特徴」では、サプリメント摂取率の高い女性の被害が多く、年代では50～70歳代が全体の約半数を占めた、としている。健康被害は原因成分による特徴がみられた。そのなかでは、「ダイエット目的」の使用や「肝臓疾患をもつ症例のウコン」の使用などがあり、いずれも本人の認識不足による健康被害がみられた、と報告されている。

第2章　健康食品・サプリメントの功罪

　本章での問題の所在としては、①健康食品・サプリメントの利用動機はどのようになっているか、②商品の購入にあたり医師・薬剤師などの専門家に助言を受けているか、③摂取量・方法は表示の確認など適切になされているか、④健康食品に対する教育・指導はどのように行われているか、などである。はたして健康食品・サプリメントは人々の健康維持に役立っているのか、それとも実害がないといえるのかについて、その功罪を検証しようとするものである。

　そこで、健康食品の摂取率が高くなっている高齢者やスポーツ選手などの若者（大学生）を対象に、健康食品・サプリメントの利用状況とその認識について、調査を行い検討することとした。

　本章で使用する用語については、以下のとおりとする。日本ではいわゆる健康食品・サプリメントは、食品として扱われている。健康食品と呼ばれるものについては定まった法律上の定義はない。健康食品とは、「健康の保持増進に資する食品として販売・使用される食品（野菜、果物、菓子などの形態ながら機能性成分が添加されている食品。その外観、形状等から明らかに食品と認識される物を除く）」。サプリメントとは、「健康食品のうち、錠剤型、カプセル型、又は粉状のもの」をいう[2]のp.2。

　また、「利用者」とは、健康食品を現在利用している者、「非利用者」とは、健康食品を現在利用していない者、とする。

　なお、健康食品には、「保健機能食品」と「いわゆる健康食品」があり、保健機能食品には、特定保健用食品（個別許可制）、栄養機能食品（自己認証制）、機能表示食品（届け出制）の3つがあり、国が定めた安全性や有効性に関する基準等を満たしたもの、とされている。

I　健康食品・サプリメント調査の概要

　調査は、2016年7〜8月に実施した。協力者は、体操教室の参加者（A市の9施設）676人（無効17人）に、指導者をとおして内容を説明してもらい実施した。B大学は大学生149人（無効5人）に、授業終了後に筆者が内容を説明し調査した。協力者は高齢者と大学生で合計803人であり、回収率は90.2％であった。

　協力者の属性として、高齢者は659人、性別は男性47人（7.1％）、女性612人（92.9％）で顕著に女性が多かった。年齢は60歳代120人（18.2％）、70歳代363人

(55.1％)、80歳代170人（25.8％）、90歳代6人（0.9％）で、70歳代が過半数以上であった。大学生は144人、性別は男性97人（67.4％）、女性47人（32.6％）、年齢は19歳から22歳であった。

方法は、無記名の自記式質問紙調査で留め置き法により実施した。

調査内容は、①協力者の属性（性別・年代）、②サプリメントの利用状況：摂取の有無（利用・非利用）、1日の利用量（種類）、1ヶ月の費用、入手経路（方法）、入手時の動機（推薦者）、③健康食品・サプリメントに関する意識：利用目的、利用効果（満足度）、④サプリメントに関する自由回答、とした。なお、質問紙には、健康食品・サプリメントに関する定義を簡潔に記載した。

分析方法は、上記①～③について単純集計を行い、SPSSを用いて統計処理を行った。④の自由回答は、記述内容から文脈を抽出しコード化した。方法としては、類似する内容のコードを分類しカテゴリー化した。データ分析の過程では、妥当性を得るために本書共同研究者の協力を得てカテゴリー化への作業を繰り返した。

倫理的配慮として、協力者には質問紙の冒頭に調査の主旨、プライバシーの保護について紙面と口頭で説明した。調査の協力は自由意思であること、個人が特定されないこと、調査への参加に対する不利益を受けないこと、結果の公表についても口頭で説明した。アンケート用紙提出をもって同意を得たものとした。

Ⅱ 健康食品・サプリメントの調査からみてきたもの

1 健康食品・サプリメントの利用状況

高齢者・大学生を合わせた全体の利用者は251人（31.3％）、非利用者は552人（68.7％）であった。高齢者659人のうち利用者は232人（35.2％）、非利用者は472人（64.8％）であった。大学生144人のうち利用者は19人（13.2％）、非利用者は125人（86.8％）であった。

高齢者の年代別利用では、60歳代41人（17.7％）、70歳代125人（53.9％）、80歳代62人（26.7％）、90歳代4人（1.7％）で、70歳代が50％以上であった。高齢者と大学生の利用状況について、カイ二乗検定の結果（$\chi^2 = 26.64$, $df = 1$, $p<0.001$）、サプリメント利用・非利用では有意差が認められた。消費者委員会調査[2]のpp.3-4によると、「毎日利用」（26.2％）と「たまに利用」（32.3％）を合わせる

表2-1 高齢者・大学生のサプリメントの利用状況　(人)

	高齢者 n = 659	大学生 n = 144
利用者　　251 (31.3)	232 (35.2)	19 (13.2)
非利用者　552 (68.7)	427 (64.8)	125 (86.8)
利用者の状況	n = 232	n = 19
1日の利用量		
1種類	116 (50.0)	11 (57.9)
2～3種類	95 (40.9)	8 (42.1)
4～5種類以上	21 (9.0)	0 (0.0)
1ヶ月の費用		
1,000円未満	27 (11.6)	12 (63.2)
1,000～3,000円	97 (41.8)	3 (15.8)
3,000～5,000円	54 (23.3)	2 (10.5)
5,000円以上	54 (23.3)	2 (10.5)
入手経路（方法）、（複数回答）		
薬局	77 (33.2)	11 (57.9)
通信販売	128 (55.2)	3 (15.8)
訪問販売	9 (3.9)	0 (0.0)
診療所・病院	7 (3.0)	2 (10.5)
その他	34 (14.6)	5 (26.3)
入手時の動機（推薦者）、（複数回答）		
自発的	141 (60.8)	9 (47.4)
家族	37 (15.9)	5 (26.3)
友人	31 (13.4)	2 (10.5)
医師・薬剤師	12 (5.2)	1 (5.3)
指導者	9 (3.9)	1 (5.3)
その他	13 (5.6)	1 (5.3)

注：( )内は%

と半数以上となり、本調査の方が低かったが、70歳以上の高齢者は同様に摂取率が高いといえる。

サプリメントの利用状況は、表2-1のとおりである。

1日の利用量（種類）：高齢者は「1種類」116人（50.0％）、「2～3種類」95人（40.9％）の順であった。大学生は「1種類」11人（57.9％）、「2～3種類」8人（42.1％）であった。高齢者・大学生ともによく似た比率であった。しかし、「2～3種類」が4割以上というのは多い数値でもあり、利用量・摂取方法において注意喚起していく必要がある。消費者委員会調査[2]のpp.34-36においても、複数種類の利用が多くなっており、安全性や健康状態に配慮する必要がある。このように数種類のサプリメント摂取については、健康被害などの課題も出てくるのではないかと思われる。

1ヶ月の費用：高齢者は「1,000～3,000円」が97人（41.8％）、次が「3,000～5,000円」54人（23.3％）が多く、なかには「1万円以上」（15人（6.5％））の人もい

た。大学生は「1,000円未満」12人（63.2%）、「3,000〜5,000円」3人（15.8%）であった。大学生は少ない費用で利用していた。高齢者・大学生ともに予測した範囲内であった。しかし、高齢者で毎月「1万円以上」というのは高額な費用であると思われる。

サプリメント使用の理由として、蒲原 [7] は「①健康志向の高まり、②経済的動機づけ、③適正使用のためのエビデンスの構築という背景がある」としているように、昨今の健康志向の高まりを支えている要因の一つが、健康食品を活用してでも健康に過ごしたいという願望の表れであろう。次に経済的動機づけでみれば、サプリメント利用者は、例外を除けば1,000〜3,000円までの範囲で活用しているのが実態であった。

最後に適正使用のエビデンスに関しては、未だ十分とはいえない。もともと医薬品は大規模な治験によって安全性や効能が立証されているが、健康食品・サプリメントはそうした確認がないため、その品質にはばらつきがあることを理解しておくことが肝要である。

入手経路（方法）、（複数回答）：高齢者は「通信販売」128人（55.2%）、「薬局」77人（33.2%）の順であった。大学生は、「薬局」11人（57.9%）、「通信販売」3人（15.8%）であった。

消費者委員会調査 [2] のpp.26-28 では、購入先として「店舗購入」60.8%、「ネット通販」49.0%となっていた。本調査の特徴として高齢者の「通信販売」が多く、大学生の「店舗購入」が同程度であったという点があげられる。

この入手経路の背景として2000年代以降、量販店や訪問販売が減少傾向にあり、インターネットの普及により通信販売が増加している社会状況がある。購入先について考えてみると、薬局など店舗での購入ならば薬剤師などの専門知識をもった人に相談すれば、その人の適性に合わせた健康への助言を受けることもできる。しかし、通信販売は、商品表示を信用するしかないのが現実であり、事前に商品の成分や利用量・方法などの情報を十分に吟味しておく必要がある。したがって消費者は、商品に対する確かな知識をもち、健康被害も含めた情報収集をして購入すべきである。

入手時の動機（推薦者）、（複数回答）：高齢者は「自発的」141人（60.8%）、「家族」37人（15.9%）、「友人」31人（13.4%）、「医師・薬剤師」12人（5.2%）、「指導者」9人（3.9%）であった。大学生は「自発的」9人（47.4%）、「家族」5人（26.3%）、

「友人」2人（10.5%）、「医師・薬剤師」および「指導者」各々1人であった。高齢者・大学生ともに、「自発的」購入が多く、「医師・薬剤師」などについては、全体的に比率が低かった。

消費者委員会[2]のpp.14-16の購入時参考にした情報をみると、①機能性（効果・効能）（63.4%）、②含有成分名・含有成分量（61%）、③原材料名（54.8%）の順となっており、その他に「キャンペーン・割引情報」（30.7%）、「ランキングや口コミ情報」（23.6%）などであった。本調査での利用者は、上記のような情報を参考に購入されていたものと推測される。

商品購入にあたり、上記①〜③の情報を確認するのは当然であるが、健康食品やサプリメントに流行があり、テレビなどで放送されると人々が殺到するという現象が起きている事実もある。その流行の波にのまれてしまい、ときに過剰摂取による健康被害が報告されることもある。それは消費者の認識不足ということになるが、保健所などからの注意喚起や身近な人々のアドバイスを十分に受けていなかったことによるものもある。

昨今の新聞・テレビなどのマスコミ報道によると、いわゆる健康食品・サプリメントに関する内容も多くある。たとえば、この食品を飲めば症状が緩和され、健康増進に最適であると繰り返し宣伝されると、その人の価値認識に強く働きかけられ影響を受けてしまうのである。筆者自身の体験としても、日々の生活のなかで野菜不足が実感され、それを補いたいと感じているとき、無農薬・化学肥料は不使用の野菜から作られた成品であるという宣伝を目の当たりにすると、これは手軽でよいと思ってしまい入手してしまったことがある。一方で、専門誌を開くと「健康食品・サプリメント」に関するさまざまな被害や問題点も指摘されている。このように消費者は食の安全性やリスクについて、どのような情報を得て健康食品・サプリメントを利用すればよいのであろうか。

畝山[8]はリスクについて、「もともと『食品が安全である』ということの意味は、『リスクが許容できる程度に低い』ということである」としているように、普通の食品はリスクが低くなっているのである。他方でサプリメントの場合は、普通の食品でとる量よりはるかに多くの量を摂取してしまっていることを理解しておくことである。このため、サプリメントの効果やリスクについて十分に認識して活用することが求められているのである。もちろん医薬品ほど劇的な効果や副作用が出現するわけではないが、効き目には個人差があることを知っておくべきである。つ

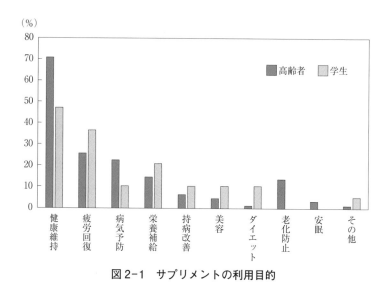

図2-1　サプリメントの利用目的

まり、サプリメントは高齢者と若者とでは同じ食品であっても効果やリスクが異なることはいうまでもない。そのうえで個人差があることも認識しておくべきである。

2　健康食品・サプリメントに関する意識

サプリメントの利用目的（複数回答）（図2-1）：高齢者は「健康維持」165人（71.1％）、「疲労回復」60人（25.9％）、「病気の予防」53人（22.8％）の順であった。大学生は、「健康維持」が9人（47.4％）、「疲労回復」7人（36.8％）、「栄養補給」4人（21.1％）の順であった。ともに「健康維持」を目的とした者が多かったが、栄養補給としている者が予測より少なかった。

食品安全委員会によると[9]、摂取の目的は、「健康の維持・増進、栄養補給、病気の予防、美容、ダイエット、老化予防、病状の改善」と報告されていた。これは本調査とよく似た結果であった。もともとサプリメントは、健康の維持・増進に役立つとされて販売された食品でもあることから、利用者はそれを理解し効果を期待して摂取していたものと思われる。

このなかで高齢者の疫学調査の結果から、「何らかのサプリメントを使用している高齢者の活動レベルは有意に高く、野菜や果物および全粒穀類の摂取が多い」と

表2-2 高齢者と大学生のサプリメントの利用効果の比較

	高齢者 n＝232		大学生 n＝19			
	M	SD	M	SD	t	df
利用効果	2.98	0.67	2.74	0.87	0.18	19.8

示唆に富む内容が報告されている[10]。本調査の協力者は「体操教室」参加者であり、身体活動・運動など社会参加をしていない人と比較すれば、活動レベルが高くなっており、健康や食生活について関心が高い人々であったと考えられる。

また、高齢者は「老化防止」32人（13.8%）、大学生は「美容」2人（10.5%）、「ダイエット」2人（10.5%）となっており、比較的少なかった。特に女子学生が関心の高い「美容」や「ダイエット」の比率が高くなるものと推測されたが、それほどでもなかった。

木本[11]は、「女子学生は『ダイエット』を健康になる要素というよりは『美容の向上』のための要素と考えているのではないか」と述べている。このようにダイエットが健康の要素でないとした結果には賛同できる。しかし、学生に限らず美容の向上を追求することは、より人間らしく生きるためにも重要な要素であると考えられる。昨今はマスコミ報道など情報過多の時代でもあり、大学生には健康情報の取捨選択をすることや、自らの健康状態を正しく理解し健康増進に努めるよう指導していく必要がある。

サプリメントの利用効果（満足度）：高齢者は「実感している」46人（19.8%）、「まあまあ実感している」139人（59.9%）、合わせると79.7%であった。学生は「実感している」2人（10.5%）、「まあまあ実感している」13人（68.4%）、合わせると78.9%となり、ともによく似た傾向であり、利用者は「まあまあ満足している」と回答していた。

なお、高齢者と大学生の利用効果の比較をするために「実感している4点」〜「効果なし1点」として集計し、SPSS対応のないサンプルの差のt検定の結果（$p<0.05$, $t=0.18$, n.s.）、有意差がなかった（表2-2）。

消費者委員会調査[2]のp.5 の満足度は58.8%となっており、本調査の方が高かった。サプリメントは科学的根拠がないとされているものの、利用者は「まあまあ満足」しており、精神面での期待感が付加されているものと思われる。それらをあえて否定することはないが、利用者には摂取量や摂取方法に関して正しく利用しても

らいたいものである。

　たとえば友人の話によると、本人は膝や腰が痛くて病院に通院し、薬（湿布薬）をもらって療養していた。しかし、痛みが治まらず、通院が長くなってきたとき、「何かよい薬（サプリメント）はないか」とたずねてみた。ところが「サプリメントなんて」と一笑され、「年齢だから仕方がない、今のところ特効薬はない」といわれたという。病者は、加齢に伴う心身の痛みも加わり、藁をも掴みたい心境になっていることを、ときには理解できる医療従事者が存在してもよいと考えられる。

　このような状況のとき、医師だけでなく薬剤師・管理栄養士・看護師など医療従事者から具体的な食べ物・生活の仕方・運動指導などがあれば病者の戸惑いは少なくなるであろう。そのため、医療従事者には身近な食品や食材などの栄養や、サプリメントに関する専門知識を併せもって指導してもらいたいものである。しかし、現状では健康食品に関する専門知識をもった人が少ないことから、医療従事者のチームプレーが要請されてくることになるであろう。

　健康食品に関する専門職について、加藤ら[12]は、消費者が自分の生活に合った健康食品などを適切に選択するために、正しい情報提供ができる助言者の存在が重要であり、認定資格者はその役割を果たすことが必要であると提言されている。この認定資格者は、医師をはじめ、薬剤師、臨床検査技師、管理栄養士などの専門性のある医療資格を得たうえで、さらに保健機能食品、健康食品学および関係法規などの内容を修得することが求められる、と述べている（[12]のp.634）。今後、高齢者のみならず若者や中年期の人々の利用も見込まれることから、専門知識をもった認定資格者を育成し、高まる需要に対しての対応が望まれるのである。

Ⅲ　身近な存在としての健康食品・サプリメント

　記述内容は、読み取り可能で一文のものを1件とした。記述数でみると、サプリメント利用の高齢者122件と非利用の高齢者197件で合わせて319件、また、サプリメント利用の大学生4件と非利用の大学生87件で合わせて91件であった。全体的には非利用の高齢者・大学生の記述数が多かった。記述内容は、高齢者・大学生でまとまりを作り、カテゴリー化した。記述内容の表記は、カテゴリー【　】、サブカテゴリー《　》、コード「　」、（数）は件数とした（p.34～36の表2-3～表2-5）。

次に、「高齢者・大学生のサプリメントに対する構成」として、①サプリメント利用に対する肯定的な意見（上段）、②サプリメント利用に対する否定的な意見（2段目）、③サプリメントはデメリットもあり必要でない（3段目）の3つに分類することができた（p.37の図2-2）。

1　サプリメントに対する肯定的な意見

全体の記述数からみると、効果を期待して利用する肯定的な意見が207件（50.5％）で全体の半数以上を占めた。

サプリメント利用の高齢者：A-1【適量を気休めで利用】は、《自己満足のため(23)》が最も多く、コードは「気持ちを維持（自己満足）するため(9)」「安心できるし、気分がよい(7)」などであった。次が《適量ならばよい(22)》であり、コードは「適量ならば飲んでよいと思う(10)」「よいと思うからこそ利用している(5)」など、安心感や気休めが多く、適量ならばよいと自分で納得し利用している内容であった。つまり、利用者はサプリメント効果を期待して、適量を利用しつつ、気休め・自己満足・安心できる・気分がよいなど、と表現しているように、精神面での満足度を高め、心の安定・安心感を得ているものと推測される。

A-2【効果を期待して利用】は、《自覚症状の解消(18)》が多く、コードは「疲労回復に役立つかと思っている(6)」「膝が痛いので飲み始めた(4)」「目のために利用している(3)」などであった。次が《健康維持によい(15)》であり、コードは「健康維持によいのでいいと思う(5)」などであった。そして《栄養補給のため(13)》であり、コードは「食事の補助としてよい（補助食品）(5)」「野菜がとれないので補う(3)」など、食事の補助として利用している内容であった。

これら対象者は、「自覚症状の解消」や「疲労回復」に役立つなどの効果を期待して利用しており、基本的には健康維持や栄養補給のために利用している人が大半であった。このように単に自己満足するためだけでなく、健康を維持したいという切なる思いからであろう。要するに病気を予防し、健康に暮らしたいというのが本音である。これら病気の予防について、細谷[13]は医療領域では医薬品を用いて、疾病の治療・予防に取り組んできた。また、保健領域では、健康の観点から、日常生活活動を改善して、健康度や免疫能を増大させて、疾病の罹患を回避してきた、と述べている。近年の予防に関する考え方は、保健領域の考え方を基にして健康食品からも栄養を補給し、健康度を高め生活習慣病などを予防したいという願望の表

れであろう。

　サプリメント非利用の高齢者：B-1【あくまで補助食品である】は、《食事で摂った方がよい（35）》が最も多く、コードは「食事をキチンととれば飲まなくても大丈夫（13）」「バランスのよい食事をしていればよいと思う（8）」「なるべく食物で栄養をとりたいと考えている（7）」など、食事による栄養素の摂取を優先させている内容であった。次に《利用は個人の自由（13）》、コードは「自分が必要だと感じたら使ってよいと思う（6）」、「本人の自由で利用してもよいと思う（3）」など、利用するのは個人の自由としている内容であった。そして《健康のためならばよい（11）》コードは「健康になるならよいと思う（4）」「元気でいられるなら飲んでもよい（3）」などであり、あくまで補助食品であるが、健康のためならばよいと肯定的な意見であった。

　また、サプリメント非利用の大学生：B-1【適切に使えばよい】は、《過度でなければよい（14）》、コードは「使い過ぎない程度ならいいと思う（10）」「適切に使えば問題ない（2）」などであった。この「適量ならば」「過度でなければ」「適切に使う」と多種多様な表現であるが、これらは商品の成分や摂取方法を見極めて利用することである。つまり、利用にあたっては自己の体力や免疫力など個人差を考慮しながら適切に摂取することである。しかし、ときに適量の範囲を逸脱してしまうことに気づかないこともありうることを自覚すべきであろう。

　次に《個人の自由である（9）》、コードは「利用は個人の自由である（4）」「個人の自由なので何も思わない」「使いたかったら使えばよいと思う」などであった。《足りないものを補給（7）》、コードは「サプリメントはあくまで足りない部分の補助（2）」「足りない栄養素がある場合は仕方がない（2）」などであり、本人自身は利用していないが、留意事項的な記述で消費者としては順当な意見であると考える。

　協力者からは実際の効果を期待するというより、気休め・自己満足・安心できる・気分がよいなど、心身に及ぼす効果を期待する意見（考え）が多くあった一方で、高齢者・大学生ともに本人の自己責任で利用すべきである、と端的に冷静な意見もあった。これら「個人の自由」については尊重すべき事項である。しかし、健康食品・サプリメントは医薬品と異なり、長期にわたって摂取する場合が多いことから、健康食品とはいえ、特定の作用物質を多量に摂取することになり、ときに問題が出てくることを十分に認識しておくことが重要である。

2　サプリメントに対する否定的な意見

　サプリメント利用の高齢者においては効果を期待しつつ利用する者（25件）と、非利用の者を含め全体で124件（31.0%）の記述があった。

　サプリメント利用の高齢者：A-3【効果の程度はわからない】は、《効果を期待しない（13）》が多く、コードは「あまり期待しない（3）」「効果のほどはわからないが、あればラッキー（2）」など、わずかな期待をもって利用しているのであった。

　サプリメント利用高齢者は、効果が実感できないことや思ったほど効果がないことに半ば達観しており、それでも淡い期待をもち続けて習慣的に服用しているのではないかと推測される。中出[3]のp.44によると、使用目的に対して効果を実感していない人が半数いたという。そして使用効果がないと実感しているが、何となく使用しているのではないかと懸念される、と報告している。つまり、サプリメントは食品だからという安易な考え方で使い続けてしまい、過剰摂取につながることになるのである。

　これら利用者のなかには、健康食品のうち保健機能食品（前記）を摂取していて、その実感を述べている人もいるのではないかと推測される。本調査票には、簡潔に健康食品・サプリメントの定義を記述したが、「いわゆる健康食品」と「保健機能食品」の区分がわかりにくいため混同している記述内容も見受けられた。

　健康食品の表示などについてみると、「米国では、サプリメントは効能をわかりやすくラベルに表示することが義務づけられている。一方、日本では品質の維持に医薬品ほどの厳格さが求められていないため、その品質にはばらつきがある」としているように、日米ではサプリメントの考え方や取り扱い方が異なっている[1]のp.1)。もちろん、欧米とは歴史的なものや国内事情に違いもあるが、時代の変化とともに身近な存在となっているサプリメントであり、国はこれらの諸事情を勘案し、適切な対応策を構築する必要があるという指摘をしておきたい。

　最近の新聞記事（中日新聞）によると、特定保健用食品（トクホ）の商品表示に関して、「初の表示許可を取り消し」という記事があった[14]。商品販売のトクホ企業は、一部の表示成分が規格値を満たさなかった疑いがあるという。消費者庁は、「トクホの全商品の効能に関する成分の調査結果を報告するよう各販売元に求めた」としている。このトクホ商品は、1271種類にまで増えているという。健康食品のうちでも有効性や安全性を厳正に審査されているはずのものがこのありさまである。

　サプリメント非利用の高齢者：B-2【効果が期待できなく不安】は、《効果が期待

できない（30）》が最も多く、コードは「効果のほどに疑問をもっている（10）」「あまり効果が期待できない（9）」「まだ頼りたくない（栄養バランスが崩れるかも）（7）」など効果・効能に対して実感できないという内容であった。次に《何となく不安である（13）》、コードは「自分に合うか不安だから（6）」「続けて飲んでよいか、副作用が心配である（5）」などサプリメントに対する否定的な意見であった。

　サプリメント非利用の大学生：B-2【食事でとるのが理想】は、《薬に頼るのはよくない（9）》、コードは「サプリメントを使うのはよくないと思う（3）」「薬に頼るのはよくないと思う（2）」など否定的な意見が多かった。次に《栄養は食事でとるべき（7）》、コードは「少し使うのはいいと思うが、できるだけ食事でとる方が理想的だ（3）」「栄養は食事でとるべきである（2）」など、サプリメントに頼らなく食事で栄養をとることをすすめる内容であった。

　B-3【効果と期待のギャップ】は、《副作用が心配（10）》、コードは「副作用があるのではないか（3）」「飲み続けると体に悪そう（2）」などであった。《効果は疑問である（9）》、コードは「あまり効果を信じない方がいいと思う（3）」「効果がわからないのに使うのは疑問（2）」など、科学的にも効果が期待できないものを摂取することに対して疑問を投げかける内容であった。次に《過剰摂取はよくない（6）》、「サプリメントをとりすぎるのはよくないと思う」「栄養の過剰摂取はよくない」など摂取を継続していると過剰になることを理解している内容であった。このように副作用や過剰摂取という用語を使用し、健康への危険信号ともいえる内容の記述がみられた。

　サプリメントに対して否定的な意見の中には、食事・食生活の意義を強調する内容が多く含まれていた。最近のライフスタイルの変化は、食生活に大きく影響を与えており、外食や中食が多くなってきたことは否めない。この社会状況の変化は、不規則な食生活を招くことにもなり、栄養を補う意味での利用者が増加傾向にあるのではないかと危惧される。しかしながらサプリメント利用には過剰摂取や副作用の心配など安全性に問題があることを意識した意見がみられた。

3　サプリメントはデメリットもあり必要でない

　サプリメントの非利用者は、高齢者・大学生ともに利用するつもりはない、利用経験がない、やめた方がよい、とした記述が79件（19.3％）であった。

　サプリメント非利用の高齢者：B-3【利用するつもりはなし】は、《必要と思わな

い (33)》が最も多く、コードは「利用するつもりなし (13)」「効果があると思えないので必要なし (9)」「余計なものは口に入れない (4)」など明確に意思表示している内容であった。次は《よくわからない (15)》であり、コードは「飲んでないのでわからない (8)」「全くその気はない (3)」「買ってまで飲まない (2)」など、わざわざ買ってまで利用しないと記述しているようにデメリットを認識している内容であった。

　B-4【重複をさける】は、《処方薬を服用 (8)》、コードは「医者の薬を飲んでいるからいらない (3)」「医者にかかっているが、強くすすめられたら考える」など、治療中であり、サプリメントの利用をわきまえた者やすすめられたら思案する内容であった。つまり、治療薬を服用しており、医薬品との区別をつけ、重複を避けている者や口コミ情報を信じてしまい迷いが生じている者もいた。

　サプリメント非利用の大学生：B-4【利用経験なし】《利用経験なし (6)》、コードは「使ったことがないのでわからない (5)」「一度は使ってみたいと思ったことがある」など興味本位の内容であった。《やめた方がよい (5)》、コードは「サプリメントはやめた方がよい (3)」「どこでも売っているので危険」など、やめた方がよいという内容であった。昨今は、ドラッグストアの店頭で多種多様な健康食品が自由に販売されており、社会に対し注意喚起を促しているような意見であった。

　長田[15]によると、クリニックの医師が患者のサプリメントを確認すると、スーパーの袋いっぱいにもってくる人もいるという。そのなかには「腎臓の悪い人が青汁を飲んでいたり、糖尿病の人がローヤルゼリーをとっていたりという例がみられるようだ」と報告している。この例題のように、かかりつけ医には、患者の食事・運動・睡眠など日常生活全般やサプリメントの利用状況（過剰摂取、薬との相互作用）などについて確認・指導をしてもらいたいものである。

　記述内容全般からみると、サプリメント利用者は、効能に対し、精神面での安定・安心感を得ているものが多く、非利用者は、健康食品に対するメリットというよりデメリットを記述した意見が多くあげられた。本調査の大学生が述べているように、栄養は食事からとることが基本であることはいうまでもない。それには日々の食事から、栄養を過不足なくとるための食習慣を各自が意識してつくりあげていくことであろう。

　日本では、昔から心身の健康管理として「養生」の思想があり、健康に生きるために「食養生」を大切にしてきた。その「食養生」については、地域でとれた食材

表2-3　サプリメント利用高齢者の記述内容

カテゴリー	サブカテゴリー	コード（記述内容）
適量を気休めで利用	自己満足のため	気持ちを維持（自己満足）するため（9）
		安心できるし、気分がよい（7）
		高齢になると少しは必要である（3）
		薬ではないので気休めと思いつつ続けている（2）
		飲まないよりはよいかなと思う
		飲まないと不安なので飲んでいる
	適量ならばよい	適量ならば飲んでよいと思う（10）
		よいと思うからこそ利用している（5）
		特効は望まないが確かに効いていると感じる（3）
		飲んだ方がよいかなと思う（2）
		10年間位利用しているが効果がある（2）
	信用して飲む	効くと思って飲んでいる（3）
		紹介されたので信用して利用している（2）
		あまり効果を感じないが、飲んだ方がいいかと思う
効果を期待して利用	自覚症状の解消	疲労回復に役立つかと思っている（6）
		膝が痛いので飲み始めた（4）
		目のために利用している（3）
		病気を予防できる（2）
		年をとるにつれ体力のなさを感じ補う必要がある
		血圧が高かったのが低くなった
		味覚障害で亜鉛の効果が実感できる
	健康維持によい	健康維持によいのでいいと思う（5）
		体に合っていればよい（3）
		いつまでも元気でいたい（3）
		体が楽になればと思い使っている（2）
		不自由にならないため（2）
	栄養補給のため	食事の補助としてよい（補助食品）（5）
		野菜がとれないので補う（3）
		食事でとれないものをとれる（2）
		不足している栄養を補給（2）
		副作用がないし自然食品でできているので害がない
効果の程度はわからない	効果を期待しない	あまり期待しない（3）
		長年飲んでいるので止められない（2）
		効果のほどはわからないが、あればラッキー（2）
		期待できないが使いたい人は、使えばよい（2）
		健康講習会で紹介されたので利用（2）
		少しは効果があるかもしれないと思って利用
		効果はわからないと思っている
	予想より効果がない	飲んでもあまりわからない（4）
		利用の日が浅いので不明（2）
		あまりとらないように心がけている（2）
		テレビなどで効果はあまり期待できないといっていた
		医者に聞いたら飲まなくてよいといわれた
		効く薬と効かない薬、美容効果はわからない
		予想より効果がない

表2-4 サプリメント非利用高齢者の記述内容

カテゴリー	サブカテゴリー	コード（記述内容）
あくまで補助食品である	食事でとった方がよい	食事をキチンととれば飲まなくても大丈夫（13）
		バランスのよい食事をしていればよいと思う（8）
		なるべく食物で栄養をとりたいと考えている（7）
		効果があるとは思えないので食べ物からとる（3）
		食品または医者で十分と思う（2）
		サプリに頼らないで食品からとることを心がけている
		自分の食事と体操で調整している
	利用は個人の自由	自分が必要だと感じたら使ってよいと思う（6）
		本人の自由で利用してもよいと思う（3）
		年をとってきたらいいのではないか（2）
		個人の思いようだと思う（2）
	健康のためならば	健康になるならよいと思う（4）
		元気でいられるのなら飲んでもよい（3）
		健康維持のためならばよい（2）
		栄養補助なので常時ではなくたまによい（2）
	補い程度ならよい	必要ないが、たまに使ってみようと思う（4）
		補い程度であればよいと思う（4）
		利用するとよいかなと思ったりする（3）
効果が期待できなく不安	効果が期待できない	効果のほどに疑問をもっている（10）
		あまり効果が期待できない（9）
		まだ頼りたくない（栄養バランスが崩れるかも）（7）
		効能がはっきり示されていない（4）
	何となく不安である	自分に合うか不安だから（6）
		続けて飲んでよいか、副作用が心配である（5）
		特にお金をかけることはない（高価なものもある）
		食品から栄養はとるべき、広告が多くの不安を煽る

カテゴリー	サブカテゴリー	コード（記述内容）
効果が実感できない	気休めにすぎない	昔は摂取してたが、気休めにすぎないと思う（4）
		サプリメントはきらい、気休めと思う（2）
		サプリメントには頼らない方がよいと思う（2）
		趣味的に服用、効果はわからないが気休め
	体によくない	体にあまりよくないから利用しない（5）
		体に効くとは思わないので利用していない（2）
利用するつもりはなし	必要と思わない	利用するつもりなし（13）
		効果があるとは思えないので必要なし（9）
		今のところ健康だから必要ない（7）
		余計なものは口に入れない（4）
	よくわからない	飲んでないのでわからない（8）
		全くその気はない（3）
		買ってまで飲まない（2）
		飲みたいが何がよいのかわからない（2）
	興味・関心がない	興味・関心がない（4）
		今は考えていない（4）
		飲む気なし（好きでない）（2）
		特段効果があると思えない（2）
重複をさける	処方薬を服用	医者の薬を飲んでいるのでいらない（3）
		アレルギーがあるため（2）
		医者にかかっているが強くすすめられたら考える
		病気のため併用してよいかわからないので飲まない
		病院の薬と成分が重複するので利用していない

表2-5 サプリメントに対する大学生の記述内容

サプリメント利用の大学生

カテゴリー	サブカテゴリー	コード（記述内容）
適度な利用は可能	飲んでもよい	適量ならば飲んでもよいと思う（2）
		筋肉をつけるならばよいと思う
		使い過ぎない程度ならいいと思う

サプリメント非利用の大学生

カテゴリー	サブカテゴリー	コード（記述内容）
適切に使えばよい	過度でなければよい	使い過ぎない程度ならいいと思う（10）
		適切に使えば問題ない（2）
		量を守れば大丈夫
		筋肉をつけるならばよいと思う
	個人の自由である	利用は個人の自由である（4）
		個人の自由なので何も思わない
		使いたかったら使えばよいと思う
		使う使わないは人の自由
		人それぞれだと思う
		使っていいと思うが、自分では使わない
	足りないものを補給	サプリはあくまで足りない部分の補助（2）
		足りない栄養素がある場合は仕方ない
		足りないものを補給する方法としてはよいと思う
		栄養が足りないと思ったときに補うもの
		必要なら飲むべきだと思う
	健康のためならよい	体によさそうならばよい（2）
		健康に害がないものならば別にいいと思う（2）
		健康上使うことよいと思う
		健康になれるのはいいこと
食事でとるのが理想	薬に頼るのはよくない	サプリメントを使うのはよくないと思う（3）
		使うのはよいがサプリメントにばかり頼るのはダメだと思う（2）
		なんでもかんでもサプリはダメだと思う（2）
		薬に頼るのはよくないと思う（2）
	栄養は食事でとるべき	少し使うのはいいと思うが、食事でとる方が理想的だ（3）
		栄養は食事でとるべきである（2）
		不足しがちなものを手軽に摂取できていいなと思う
		簡単に栄養がとれるが、その分悪影響がありそう

サプリメント非利用の大学生

カテゴリー	サブカテゴリー	コード（記述内容）
効果と期待のギャップ	副作用が心配	副作用があるのではないか（3）
		飲み続けると体に悪そう（2）
		ときに太ると聞く（2）
		高そうだし無駄である
		飲むのは怖いかなと思う
		原料の証明がないから怖い
	効果は疑問である	あまり効果を信じない方がいいと思う（3）
		効果がわからないのに使うのは疑問（2）
		効果はあまりないと思う（2）
		本当に効くのか疑問である。
		前に使ったことが効果が感じられなかった
	過剰摂取はよくない	サプリメントをとりすぎるのはよくないと思う
		健康に害がないものならばいいと思う
		健康には良いと思うが、使い過ぎはよくないと思う
		栄養の過剰摂取はよくない
		脂溶性ビタミンの摂りすぎが特に怖い
		多量摂取はよくない
利用経験なし	利用経験なし	使ったことがないのでわからない（5）
		一度は使ってみたいと思ったことがある
	やめた方がよい	サプリメントはやめた方がよい（3）
		どこにでも売っているので危険
		麻薬・覚せい剤のようなものだ

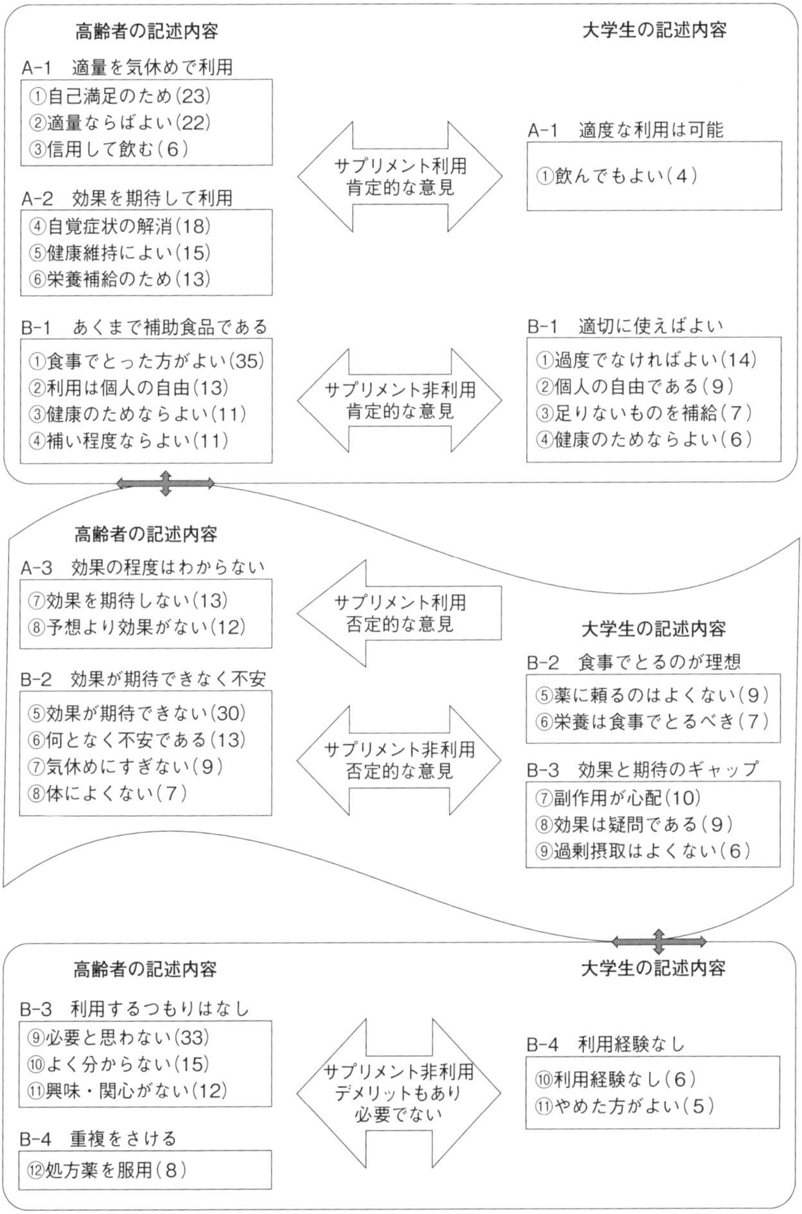

第2章　健康食品・サプリメントの功罪

高齢者の記述内容

A-1　適量を気休めで利用
①自己満足のため(23)
②適量ならばよい(22)
③信用して飲む(6)

A-2　効果を期待して利用
④自覚症状の解消(18)
⑤健康維持によい(15)
⑥栄養補給のため(13)

⇔ サプリメント利用肯定的な意見 ⇔

大学生の記述内容

A-1　適度な利用は可能
①飲んでもよい(4)

B-1　あくまで補助食品である
①食事でとった方がよい(35)
②利用は個人の自由(13)
③健康のためならよい(11)
④補い程度ならよい(11)

⇔ サプリメント非利用肯定的な意見 ⇔

B-1　適切に使えばよい
①過度でなければよい(14)
②個人の自由である(9)
③足りないものを補給(7)
④健康のためならよい(6)

高齢者の記述内容

A-3　効果の程度はわからない
⑦効果を期待しない(13)
⑧予想より効果がない(12)

⇔ サプリメント利用否定的な意見 ⇔

B-2　効果が期待できなく不安
⑤効果が期待できない(30)
⑥何となく不安である(13)
⑦気休めにすぎない(9)
⑧体によくない(7)

⇔ サプリメント非利用否定的な意見 ⇔

大学生の記述内容

B-2　食事でとるのが理想
⑤薬に頼るのはよくない(9)
⑥栄養は食事でとるべき(7)

B-3　効果と期待のギャップ
⑦副作用が心配(10)
⑧効果は疑問である(9)
⑨過剰摂取はよくない(6)

高齢者の記述内容

B-3　利用するつもりはなし
⑨必要と思わない(33)
⑩よく分からない(15)
⑪興味・関心がない(12)

B-4　重複をさける
⑫処方薬を服用(8)

⇔ サプリメント非利用デメリットもあり必要でない ⇔

大学生の記述内容

B-4　利用経験なし
⑩利用経験なし(6)
⑪やめた方がよい(5)

図2-2　高齢者・大学生のサプリメントに対する意見・考え方の構成

を1種類だけでなく、多種類のものからバランスよく栄養を摂取することである。これらを再考し、人々が安易に健康食品・サプリメントに頼ってしまう傾向を見直し、「健康と食」に対して原点に立ち返り丁寧な教育・指導が望まれるのである。

Ⅳ 「健康と食」に対する教育・指導

　私たちの体は、幼少期から青年期にかけて形態と機能の成長・発達が著しい時期にあり、食事・運動・睡眠習慣の形成に大きく影響されることは周知の事実である。この重要な時期に適切な食事摂取をしないでサプリメントなどに依存する食習慣をつけてしまうのは生涯にわたって禍根を残すことになろう。そのうえサプリメントの過剰摂取による健康障害を起こしてしまっては大変なことになるのではないか。

　ベネッセ教育研究開発センターの「第2回子ども生活実態基本調査」(2009年)によると[16]、「食事の様子」の項で「栄養ドリンクやサプリメント(栄養をつけるための薬)を飲む」は、小学生(15.1％)、中学生(17.5％)、高校生(26.3％)であり、2004年の調査より減少したが、学校段階が上がるごとに増加している、と報告されている。健康食品の利用がすでに小学校の段階からスタートし認知されているのである。小学生・中学生の利用動機は、自身の選択というより「親」の考え方に大きく影響されているものと思われる。

　大学生に関する調査でみると、スポーツ選手のうち、女子長距離選手は中学・高校時代から87％の選手がサプリメントを摂取している、と報告されている[4]のp.637)。大学スポーツ選手のサプリメント摂取率は高く、ビタミン剤やプロテインが多く使われ、特に女子では貧血対策として鉄剤が多く利用されている。このように常習的にアミノ酸・ビタミン剤・プロテイン・鉄剤などを利用していると、その先ドーピング的な意味合いが絡んできても、気づかないまま利用してしまうことになるのではないかと危惧される。特にスポーツ選手は指導者の影響を受けやすいことから、指導者は体力・栄養管理などについて十分な知識をもち、対象者に対しては具体的な指導を実践していくことが望まれる。

　本調査の大学生の利用者は、13.2％であり予測よりやや少なかった。しかし、大学生に健康食品に関する質問をすると、なかにはジュースやお菓子と同様に、軽い気持ちで摂取している者や空腹を満たすことができれば錠剤・カプセルなどでもよ

いとする者もいた。また、病気になったときにわざわざ病院に行くのが面倒であるため、コンビニエンスストアで健康食品などを購入できるのはありがたいという発言もあった。このように「健康」と「食」に関する情報の氾濫や食生活の乱れにより、栄養バランスの偏りを健康食品で補うことが当然のように考えられている。したがって、中学・高校生の早い段階から「健康」や「食」に関する知識や健康食品について十分な時間をかけ、正確な知識や摂取方法の指導をする必要があろう。

　学校教育での現状を高等学校のテキストにより若干検討してみると、『現代高等保健体育　保健編』「現代社会と健康」[17]では「食事と健康」の項で、「栄養摂取を補うものとして、健康補助食品や健康の保持増進をめざす保健機能食品が出てきています」と表現されている。「あくまで日常の食事を補助するものであり、本来はふだんの食事で必要な栄養をとるよう心掛けることが大切です」と基本的なことが4行にわたって記述されている。そして、脇の余白に「注」として、サプリメントに依存しすぎて食事がおろそかになることや、過剰摂取の悪影響を指摘する説明書きがある。非常に端的に記述されたテキストであるが、健康食品については教師が具体的に説明を加える必要があると考えられる。

　次に『最新家庭基礎』[18]では、食生活の2「栄養素と食品」の項では、「食べ物は、それぞれ含まれている栄養素に特徴があり、私たちが必要とする栄養素がすべて含む食べ物は存在しない」「さまざまな栄養素をバランスよくとることが大切である。不足しがちな栄養素はサプリメントなどを活用してもよい。しかし、サプリメントだけをとっても、体内で正常な働きをしないことも多い」と記述されている。高校生に対して、不足しがちな栄養素に対して活用を意味する内容である。この記述は果たしてこれでよいのか疑問が残る。講義に際しては、一文ごとに丁寧な説明を加えていく必要があることはいうまでもない。

　そして『家庭総合』[19]第6章「食生活」の「何を食べるの？」の項では、見出しは「食べているものを見つめてみよう」で五大栄養素とおもな機能が記述されており、「特定の栄養素だけしか含まれないサプリメントではなく、多くの栄養素や成分を含む食品をとることが、からだにとって大切である」とある。そして、コラムに「食品の機能性成分とは」の説明と、余白にサプリメントの意味と利用方法が書かれている。この記述はそのまま受け取ってもよい内容であると考えられる。

　高校テキストについてみると、掲載されている見出しはわかりやすくなっていたが、出版社により表現が異なっているのが現状であった。これらテキストに込めら

れている内容は、私たち日本人が祖先から受け継がれてきた食事・食生活の礎を子どもたちに伝えていく役割があることを認識したい。そのためテキストの記載内容は生徒が読んでも理解できるもので、文中の紛らわしい表現や記述は避けてもらいたいものである。また、テキストの活用については、いずれも担当教諭の力量や教授法にかかっているといえよう。そして、食生活に関しては学校教育に限らず、家庭での食育に対する理解と日常生活での実践が大切になってくるものと考えられる。

ベネッセ教育研究開発センター調査の「親の関与別にみる食事の様子」の項によると、「食事の時間を楽しいと思う」という回答では、小学生82.2％、中学生84.7％、高校生90.6％と高くなっており、食事が単なる栄養補給の時間ではないことを証明している([16]のpp.54-55)。このなかで、夕食の孤食化や食事時間を楽しむことについては、中高生で比較的高い相関がみられた、と報告している。昨今は、子どもの孤食が問題となっているが、「食事が楽しい時間である」と回答している者が多いことからも調査結果を活かし、「健康と食」に対して親世代が真剣に受け止めロールモデルを示してもらいたいものである。

小林[20]は、食べ物の価値について、「美味・安全・栄養という序列が過去から伝えられている。そして、栄養目的で摂取する食物では動物の餌と変わりありません。安全性だけでも食物の価値は保てません。そして何より姿・形・色艶・温度・器・雰囲気など外観が美味というイメージと一致することが絶対的条件なのです」と解説している。このように人間の食生活は、単なる栄養補給だけではないことを意識し、家族とともに食卓を囲む楽しさや食べ物の価値を再認識し、日々の食生活に活かしていくことが肝要である。

V　まとめと今後の展望

国の「新フロンティア戦略」としてさまざまな分野の健康づくり運動が展開されているが、私たち自身が健康を維持するためには、その内容を理解し、実践していくことが肝要である。後藤[21]は「健康でいることが社会貢献である」と述べているように、健康に対する発想や考え方が社会に浸透していけば、健康寿命の延伸に繋がることができるのではないか。今を生きる人々は、自己自身が発揮できる仕事（活動）をしつつ、日々元気で暮らせることが一つの課題でもある。それに対して

人々は、栄養バランスのよい食事・適度な運動、そしてストレスを少なくして十分な睡眠がとれれば、健康が維持でき社会貢献に繋がるものと考えたい。

　本調査でのサプリメントの利用は、高齢者が３割以上であり、そのうち70歳代が半数以上であった。また、利用目的は健康維持・疲労回復が多かった。調査協力者の意見・考え方は以下のとおりであった。①利用者は、「適量を気休めで利用」「効果を期待して利用」「適切に使えばよい」など肯定的な意見が５割以上を占めていた。なかでも高齢者・女性の利用率が高くなっていた。②協力者（利用者と非利用者）は「効果が期待できない」「食事でとるのが理想」など、否定的な意見が３割であった。③非利用者は「デメリットもあり必要でない」とし、「利用するつもりはない」「やめた方がよい」「治療薬との重複をさける」など、デメリットがあることを認識した意見が約２割であった。

　このように対象者は健康維持を目的に利用していることもわかったが、全体的には非利用者の記述が多かった。健康食品・サプリメントはあくまで補助食品であること、栄養は食事でとるのが理想であること、効果が期待できないなど、メリット・デメリットを理解した意見や考え方が示されたものと考えられる。

　日本健康食品・サプリメント情報センター理事長の田中氏[22]は「『健康食品』を取り巻く現状」のなかで、いわゆる健康食品・サプリメントに分類される食品には、「どれを選び、どう使えば期待する効果が得られるのかも分からず使用している人も、数多く存在しています」と述べているように、本調査においても同様の結果や意見が得られている。

　今後、栄養の補助食品として、健康食品・サプリメント利用者が増加するものと考えられることから、商品を手にする前に一歩踏みとどまることができるような社会環境をつくりあげていくことが急務である。さらに健康食品・サプリメント摂取に対し頭ごなしに否定したり、非難したりすることばかりでなく、消費者が自ら取捨選択できるよう明確な摂取基準（科学的根拠を検証したうえで）や留意事項をわかりやすく表示してほしいものである。

　消費者である私たちは、健康食品の摂取にあたり、以下の事項について留意しておきたい[23]。①どんなに優れた健康食品（効果・効能）と紹介（宣伝）されてもすべてが安全であると考えないこと、②利用する場合は、自分にとって必要な健康食品は何かを見極めるために身近な専門家に相談すること、③購入するのは自由であるが、あくまで買い手の自己責任であること、④商品には、効果と副作用の両面が

あり、個人差があることを認識しておくこと、などである。

　以上、長寿社会を健康に生きるためには、私たち自身が食生活や食文化を大切にし、「健康と食」に対する教育・研究が継続的に探求されていくことが重要である。その一つとして、健康食品・サプリメントを取り上げ、それぞれに功罪のあることを再考した。さらに男女差・個人差のあることをも加味する必要性を強調して、本章の結びとしたい。

　本章の限界として、以下をあげておく。調査協力者が体操教室の参加者で 65 歳以上の高齢者であったが、女性が 9 割以上を占めていた。一方、大学生は男性が多かった。このため今回は、性別では検討できていない。

　最後に、協力いただいた体操教室の高齢者の方々、大学生に深謝申し上げます。

【引用文献】
[1] 高田明和『誰も知らないサプリメントの真実』朝日新聞出版、2009、p.3
[2] http://www.cao.go.jp/consumer/iinkai/2012/088/doc/088_120518_p-2.pdf（参照 2016 年 9 月 25 日）
[3] 中出美代、黒谷万美子、須崎尚「就労成人におけるサプリメントの使用実態と意識についての検討」『日本プライマリ・ケア連合学会誌』2011、34 (1)、p.38
[4] 中西美恵子、石井好二郎、渡辺彩子ほか「大学女子陸上長距離選手におけるサプリメントの摂取状況」『体育力学』2003、52、p.632
[5] 杉山寿美、上本久美、石永正隆「女子大学生のサプリメントの利用実態と食に関する保健行動」『日本栄養・食糧学会誌』2002、55 (2)、p.97
[6] 小池麻由、大津史子、榊原仁作ほか「健康食品・サプリメントによる健康被害の現状と患者背景の特徴」『医薬品情報学』2013、14 (4)、pp.9-12
[7] 蒲原聖可「高齢者医療における機能性食品・サプリメントの臨床的意義」『第 55 回日本老年医学会誌』2014、51、pp.20-21
[8] 畝山智香子「いわゆる健康食品やサプリメントの安全性について」『第 23 回日本医療薬学会年会抄録』2013、p.46
[9] http://www.fsc.go.jp/osirase/kenkosyokuhin.data/kenkosyokuhin_datakenkosyokuhin_houkoku.pdf（参照 2016 年 9 月 25 日）
[10] 渡邊令子「自立高齢者におけるサプリメント利用の実態」2005、14 (2)、p.18
[11] 木本沙紀、豊村恭子、山本善積「大学生の健康観と健康状況」『山口大学教育学部研究叢書（第 3 部）』2014、63、p.287
[12] 加藤亮二、長村洋一「健康食品をめぐる認定資格について」『臨床検査』2006、50、p.628

［13］細谷憲政「Supplements, その出現と経過」細谷憲政、浜野弘昭監修『サプリメントと栄養管理』日本医療企画、2006、pp.3-25
［14］『中日新聞』朝刊　2016 年 9 月 29 日
［15］長田順子「サプリメント摂取について薬剤師として思うこと」『aromatopia』2013、121、p.24
［16］http://berd.benesse.jp/berd/center/open/report/kodomoseikatu_data/2009/pdf/data_06.pdf（参照 2016 年 10 月 16 日）
［17］和唐正勝、高橋健夫ほか『現代高等保健体育　保健編』大修館書店、2013、p.19
［18］小澤紀美子ほか『最新家庭基礎』教育図書、2013、p.66
［19］小澤紀美子ほか『家庭総合』教育図書、2013、p.129
［20］小林重芳「食べ物より食べ方」飯野久栄、堀井正治編『医食同源の最新科学』農山漁村文化協会、1999、pp.224-225
［21］後藤典子「社会の変化とサプリメント」『サプリメント健康事典——体の悩みを解決！ずっと元気に！』集英社、2015、p.10
［22］http://jahfic.or.jp/jahfic（参照 2016 年 10 月 17 日）
［23］安楽誠、富田久夫、佐藤栄治ほか「学校薬剤師を介した小・中・高校生の一般医薬品・健康食品の使用実態」『薬学雑誌』2011、pp.835-842

第3章　健康に生きる鍵
——腸内環境の視点から

谷村　祐子

はじめに

　腸内環境とは、文字通り腸の中の環境を意味する。そして、その環境は腸内細菌の菌叢によって左右されることが知られてきた。我々の消化管には腸内細菌が10^{14}個生息している。この腸内細菌の集まりは、お花畑を意味する「フローラ」になぞらえて「腸内フローラ」と呼ばれている。「健康」と腸内フローラの研究について歴史は古く1985年の「腸内フローラ不可欠論」（動物は腸内フローラなしでは生きていけないとする説）に始まる。この研究は10年後、無菌ラットの繁殖の成功によって否定されるものの [1]、無菌動物と通常動物の比較から腸内フローラが生体に有用であることが証明された。

　2010年代に入ってから、腸内細菌研究は瞬く間にクローズアップされ始めた。きっかけとなったのは、2013年に *Science* 誌で発表された "Gut Microbiota from Twins Discordant for Obesity Modulate Metabolism in Mice" [2] という研究の結果である。この著者であるTurnbaughら [3] のチームは、2006年に「腸内細菌叢」が「肥満」の発症リスクや「栄養失調」に関与することを報告している。彼らは、腸内細菌と肥満に直接的な関係があるかを調査するため、体型の異なる双子から腸内細菌を回収し、「肥満型」の腸内細菌と「やせ型」の腸内細菌をそれぞれ無菌マウスの腸に移植した。その結果、「肥満型」移植マウスは、「やせ型」移植マウスより、体重増加・脂肪蓄積が生じた。さらに、彼らはこれらのマウスを一緒のケージにて飼育し、互いの腸内細菌が混ざるようにした結果、「肥満型」移植マウスは「やせ型」移植マウスの腸内細菌の影響を受け、体重が減少した。これらの研究は、腸内細菌によって栄養素の代謝が異なる可能性と「肥満型」の腸内細菌叢は「やせ型」腸内細菌叢の影響を受けやすいことを示唆した。しかし、食物繊維が少なく脂肪分の多い「西洋食」を摂取した「肥満型」移植マウスは「やせ型」移植マウスの

影響を受けなかったため、よい食事内容が「腸内細菌」の定着には重要であるということが証明された。

このように、健康には腸内細菌叢の変化が重要な鍵であり、さらによい腸内環境を保つには食生活が重要であることが分かってきた。2013年には、ユネスコ無形文化遺産として「和食」が登録された[4]。「和食」は日本の伝統的なスタイル"一汁三菜"を基本とし、理想的な栄養バランスだと言われている。本章では、腸内環境の視点から我々日本人の食事について考察する。また、食生活を含めたライフスタイル全般（身体活動量、運動、ストレスなど）のあり方が腸内環境に影響を与え、「健康」を左右していることは明らかになりつつある。高齢社会に生きるいま、自身の健康は自身で守るセルフメディケーションの一助として、腸内環境から「健康」を考えたい。

I　腸の役割

腸は大きく分けて、「小腸」「大腸」の二つに分かれる。一般的には「小腸」は消化・吸収を行っている。小腸の直径は約 4 cm で、その表面は絨毛（じゅうもう）という細かい突起で覆われている。これは、食物が接する表面積を最大限するための小腸特有の構造である。このような構造によって小腸は、水分や栄養を効率よく消化・吸収している。一方で、「大腸」は小腸で栄養が吸収された食物の残渣から水分やミネラルを吸収し、その残渣を便として排泄する。腸内細菌の大部分は、大腸に生息して食物の残渣を分解する役目を果たしている。

もう一つの「腸」の重要な役割は免疫機能であり、「人体最大の免疫器官」と呼ばれている。なぜなら、約7割（小腸には約5割、大腸には約2割）の免疫細胞が「腸」に集中しているからだ。小腸にはリンパ球が集中し、免疫細胞を司るパネート細胞が存在しているため、免疫細胞の割合が多い。小腸の免疫系は口などから侵入する病原細菌の侵入を防ぐためのものである。大腸は免疫細胞の存在割合は小腸と比較して少ないものの、腸内細菌がその侵入を防ぐ役割も果たす。さらに大腸の免疫系には多くの腸内細菌を排除せず、「共生」させる役割をもつ。この「共生」のシステムが破綻することによって、様々な疾病の誘因を生じている[5]。

Ⅱ 健康を左右する腸内細菌

1 腸内細菌とは

　人は皮膚を初めとし、全身に数百兆個の常在細菌と共生している。腸内には約1,000種類、100兆個の細菌が生息している。この集まりを腸内フローラ（腸内細菌叢）や、微生物全体を指し「microbiome」と呼んでいる。ヒトは母胎の中では無菌状態に保たれており、出産の瞬間に細菌に暴露される。そのため、出生数日後の新生児の便には細菌がみられない。腸内細菌の生着は、母親、家族、医療関係者などの環境要因によって、個々に形成されていく。しかしながら、大きな分類レベル（門）では比較的安定しており、生後3～4日になると乳酸桿菌、ビフィズス菌が増殖を開始する。さらに中高年を過ぎるあたりから、ビフィズス菌が減少し、ウォルシュ菌が増殖していく特徴的なパターンがみられる [1]。

　従来、日本では腸内細菌は「善玉菌」「悪玉菌」「日和見菌」と呼ばれる分類がされてきた(注1)。善玉菌＝「乳酸菌」「ビフィズス菌」という認識が広まっている。しかし、近年では有用菌（ヒトの体に有用な成分をつくるもの）＝「食べ物を分解し、短鎖脂肪酸(注2)を産生する」ものとして考えられている。本章では従来の善玉菌との考え方と区別するため、「有用菌」「有害菌」（ヒトの体に有害な成分をつくるもの＝食べ物を分解し、二次胆汁酸や発がん物質を産生するもの）、そのどちらでもない菌を「中間菌」と表現する。腸内環境がよいということには、この「有用菌」の割合が高いことが一因として挙げられるが、有用菌の豊富さ（多様性）も重要であると言われている。現状では、腸内細菌叢は多様性が高い方がよいとされている。なぜなら、疾病をもつマウス、ヒトではその多様性が失われているためである。しかし、高脂肪食で多様性が増加するといったものや、メトフォルミン（糖尿病治療薬）で多様性が低下したという報告もあるため、多様性のみでの腸内環境の良し悪しは一定の見解が得られていないという現状である。

2 腸内細菌と遺伝

　一般に、世代間の腸内フローラの構成は、母親に類似する。それは経腟分娩の場合は、母親の腟内フローラの影響を受けると考えられるためである。そのことを裏付けるように、帝王切開で出産した子供には母親のビフィズス菌が定着していないという報告がある [6]。このように、これまでは遺伝的な要因ではなく物理的な菌

の暴露によって世代間の腸内フローラの類似性が説明されてきた。

　しかし近年、腸内フローラの形成に遺伝的体質が関与していることが示されてきた。2006年にはマウスとゼブラフィッシュ間での腸内細菌を交換するという実験が実施された。無菌マウスにゼブラフィッシュの腸内細菌を、無菌ゼブラフィッシュにマウスの腸内細菌を移植しても、それぞれその宿主特有の腸内細菌に矯正されるという知見が得られた。このことは宿主のDNAによって、腸内フローラの構成がある程度決定されることを示唆している。また、生活環境の異なる「一卵性双生児」「二卵性双生児」を対象にした実験では、対照群（この実験では、生活環境が異なり多胎児ではないペアのこと）よりも双生児、二卵性双生児よりも一卵性双生児の方が腸内フローラの類似性が高いことが報告されている。

3　腸内細菌と免疫機能

　腸が免疫機能に与える影響は、無菌マウスの研究によって明らかにされている。無菌マウスの寿命は普通マウスの寿命と比較して、1.5倍長いことが報告されている[7]。普通のマウスは癌や感染によって死亡するが、無菌マウスは「腸」の細胞の寿命が個体としての寿命に影響し、「無菌」の状態では寿命が長くなると考えられている。我々は通常、成長段階で様々な菌に暴露されることによって免疫を獲得するものの、無菌状態ではその過程がないため、免疫系が未発達となる。そのため、無菌マウスは粘膜免疫能が低下し、外的ストレスに弱く、感染症にも罹りやすい。

　ヒトにおいては、母体内では無菌状態のため免疫系は未発達である。近年では、清潔志向の高まりを受けて、特に幼少期において、除菌などの商品が多く「汚さ」を徹底的に排除する傾向が強い。幼少期には、色々なものを口の中に入れることで免疫を獲得するが、除菌されたものばかりが周囲にあっては、免疫を獲得することができない。このことは、アレルギー疾患に罹患するリスクを高めると言われ、衛生仮説と呼ばれる「乳幼児期の菌の暴露が個体の免疫系の発達に影響し、アレルギー疾患の罹患リスクを低下させる」という考えを支持している[8]。

4　脳腸相関と第二の脳

　近年、「脳腸相関」という言葉が注目されている。脳と腸は互いに影響を与え合っているという意味である。脳が腸に影響を与えている例では、脳内で産生され

るCRF（corticotropin-releasing factor）はストレスにより活性化され、視床下部より副腎皮質刺激ホルモン（adrenocorticotropic hormone, ACTH）が分泌し、それを受けて副腎皮質より糖質コルチコイドが分泌され、ストレスに対応していく。これがいわゆるHPA（hypothalamic-pituitary-adrenal axis：視床下部―下垂体―副腎皮質）軸と呼ばれるストレス応答である。CRFは上記の役割だけでなく、上部消化管（胃や十二指腸）の運動を抑制し、下部消化管（結腸）の運動を亢進させている。一方で、腸内細菌叢も脳に影響を与えている。出産後早期に腸内で産生されるGABA（ガンマーアミノ酪酸）の量が自閉症と関連していることが報告されている。また有用菌が産生する酪酸は抗鬱作用、認知機能改善に有用であるという報告もある[9, 10]。このように脳と腸はお互いに影響を受け合って機能している。脳の状態を整えることは難しいかもしれないが、腸内環境を整えることが、脳の状態に好影響である可能性がある。

　一方で腸は独自の腸管神経系が存在し、脳の次に神経細胞が多い器官である。腸は、脳とは別に消化液の分泌や腸管の蠕動（ぜんどう）運動をコントロールしている。腸に食物が入ると、腸管壁の細胞が感知して、その情報が神経伝達物質を介して蠕動運動を開始する。麻酔などによって脳の動きが停止していても、腸の消化・吸収機能は継続されることから、脳とは独立した神経系統を持っているため「第二の脳」として注目されている。

III　腸内環境の状態を知る

　腸内環境の状態はいわゆる有用菌の割合の多さなどで決定されるものの、腸内細菌の菌種を分析するといった方法は、現実的ではない。簡便に腸内環境の状態を知る方法として「便」の利用が挙げられる。便はその80％は水分で、後の20％は腸管から剥がれた細胞や食物の残渣、そして腸内細菌の死骸で構成されている。「便」によるチェックポイントとして「色」「形」「におい」の3点に着目する。ここではチェックポイントとともに、記録のつけ方を紹介する。

1　「色」「形」「におい」

　第一に、理想的な「色」は「黄土色」である。便の黄色は、ビリルビンの色素である黄色に由来する。便は胆嚢から分泌される胆汁中のビリルビンが体外へ排出す

る機能を持つためである。便の色は主として大腸の通過時間が影響する。濃い茶褐色になればなるほど、栄養過多を意味している。便が長時間、大腸に留まることによって水分が吸収され、便の色は濃くなっていくのである。これが、いわゆる「便秘」の状態である。また、より黒い「タール」便は明らかな疾患のサインとなる。胃や十二指腸から出血し、血液が酸化することによって黒くなることが考えられる。一方、「赤い」便は血液の混入した「血便」である。タール便との違いは、血便の場合は消化管下部（大腸など）からの出血を意味する。また痔も血便となることがある。その他には、白い便や緑色の便は胆汁が分泌されない、あるいは胆汁が酸化されない場合に生じることがある。成人で緑色の便ができる場合は、抗生物質を使用した際に腸内細菌が減少したことが原因と考えられている。

第二に、理想的な「形」は「バナナ」くらいのまっすぐな長い便で、表面が滑らかなものである。コロコロとしたものや表面にひび割れがみられるものは水分不足を示している。一方、半固形や水様便は水分過多を示す。表面の滑らかさは大腸の粘液が正常に分泌されている証拠である。

第三に、理想的な「におい」は「無臭」〜「酸っぱい」においである。赤ちゃんは、成人と比較して「乳酸菌群」が多い[1]ため「酸っぱい」においであることが多い。いわゆる「発酵」のにおいである。対して、くさい「におい」の原因は、アンモニア、インドール、スカトールといった物質である。このような有機化合物は、タンパク質が有害菌によって分解されるときに生じる。

その他に、量は200〜300gが理想的と言われている。目安はバナナ1〜2本である。回数に関しては、個人差が非常に大きい。排便回数よりも、毎日同じリズムで排便するということが重要である。

2　記録のつけ方

（1）ブリストル便性状スケール

図3-1は、ブリストル便性状スケール[11]と呼ばれるものである。もともとは便の腸通過時間との関連性を示すもので、数字が少ないものほど速度が遅いとされている。消化器内科領域において、臨床場面で使用されることが多い。欧米の研究においてはスケール3〜5を「正常」として扱うことが多く、特にスケール4を理想的としている。図3-1のような図を利用すると、客観的に評価しやすく、記録としても信頼性が高まる。

タイプ		形 状
1	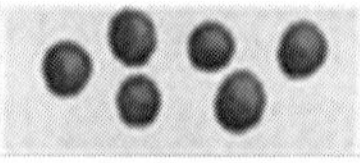	硬くてコロコロの兎糞状の（排便困難な）便
2	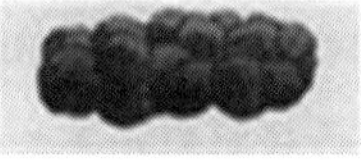	ソーセージ状であるが硬い便
3	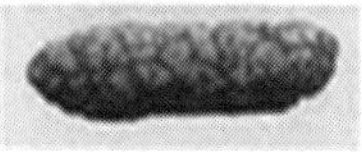	表面にひび割れのあるソーセージ状の便
4	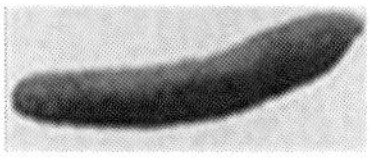	表面がなめらかで柔らかいソーセージ状、あるいは蛇のようなとぐろを巻く便
5	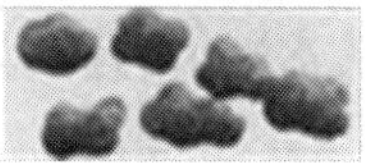	はっきりとしたしわのある柔らかい半分固形の（容易に排便できる）便
6	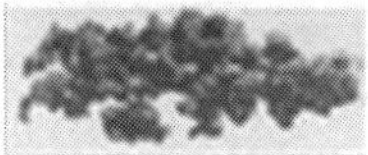	境界がほぐれて、ふにゃふにゃの不定形の小片便、泥状の便
7	全くの水状態	水様で、固形を含まない液体状の便

図3-1　ブリストル便性状スケール

出所：『日本医学会雑誌』137：過敏性腸症候群 update2009 より改変

（2）スマートフォンアプリケーションの活用

　便の記録をつけるということは、日々の健康を記録することに他ならない。上述のようにブリストル便性状スケールによる記録も有効である。しかし、現在は記録（ログ）をつけるツールとしてスマートフォンも一つの選択肢にある。ここでは、アプリケーション（ウンログ、ウンログ株式会社、東京都渋谷区）を使った便の記録について紹介する（図3-2）。

　このアプリでは、①便、②尿、③メモ、④体調、⑤月経の項目に分けて記録することができる。図3-2に示すように、便に関する項目では、形状・色・量・におい・おなかの張り・排便時間・腹痛の有無（オプション）を記録することができる。このように記録しておけば、カレンダー表示で「その日何回排便があったか」「どのような便だったか」を確認することができる。また、薬や月経などの情報も合わ

第3章　健康に生きる鍵　　51

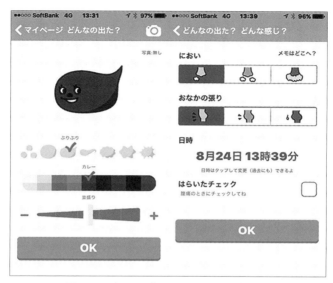

図3-2　ウンログの便の記録画面（参考）

せて記録できることで、自分のバイオリズムを把握するのによいツールとなりうるであろう。

IV　食品と腸内フローラ

1　発酵食品の摂取法

　腸内細菌を整えるために有効な食品として「発酵食品」があり、日本には多くの発酵食品（漬物や納豆、酢、味噌、納豆、ヨーグルト、日本酒、しょうゆなど）がある。発酵食品の製造には、カビ、酵母などの「発酵菌」が重要である。発酵菌には、「乳酸菌」「酢酸菌」「麹菌」そして「酵母菌」がある。これらの発酵菌は、腸内環境を有用菌優位の状態にする。具体的には、発酵菌によって産生された乳酸や酢酸が腸内環境を弱酸性の状態にすることによって、個々の持つビフィズス菌や乳酸菌を維持しやすい状態を作り出している。

　乳酸菌やビフィズス菌はプロバイオティクス素材として注目されている。プロバイオティクス素材とは「適正な量を摂取したときに宿主に有用な作用を示す生菌体」が含まれる素材を指し、乳酸菌入り整腸剤として「ビオフェルミン®」（ビオ

フェルミン製薬株式会社、神戸）などが利用されている。食品としては、ビフィズス菌入りのヨーグルトや乳酸菌飲料が各種開発されてきた。漬物や酢、味噌、酒などにも乳酸菌やビフィズス菌は存在し、これらの菌は抗変異原性、腫瘍抑制作用、血中コレステロール低減作用、病原菌に対する拮抗作用、腸管内有害物質の低下作用が期待される機能性食品として販売されているものも多い。

　ヨーグルトや乳製品には動物性乳酸菌、漬物などには植物性乳酸菌が用いられている違いがあり、動物性乳酸菌は消化酵素などの胃酸に弱いものがあるため食後の摂取が勧められる。また現在、プロバイオティクスは生菌のみしか認められていないが、死菌もプロバイオティクス的な効果が認められる結果もある（現在、小売りされているものには死菌の乳酸菌のものが多い）。しかし、摂取した生菌が大腸まで届いても個々の腸内フローラがすでにできているため、生菌は腸に定着しにくいことから、毎日の摂取が重要となる。また、プロバイオティクスと一口に言っても様々な菌が存在するため「自分に合う菌」＝「自分の腸に定着しやすい菌」を見つけることも重要である。また、定着しにくい菌を半永久的に摂取することによる生体への影響は未知な点がある。「合う」菌を見つける方法は確立されていないものの、便通や体調などを観察することによって、「合う」菌を見つけることができるかもしれない。

2　食物繊維の種類

　食物繊維は胃などでは消化されずに、小腸を通過して大腸まで届き、体内に吸収されて利用される成分とされる。このような成分は難消化性成分といわれ、炭水化物の一種である（炭水化物は糖質と食物繊維を合わせた総称である）。食物繊維は、水に溶けない不溶性食物繊維と水に溶ける水溶性食物繊維に二分される。生理的機能の比較を表3-1に示した。

　腸内フローラと大きく関係するのは、水溶性食物繊維である。（有用な）腸内細菌は水溶性の食物繊維自体を発酵し、短鎖脂肪酸を産生する。この短鎖脂肪酸は大腸粘膜上皮のエネルギー源となるだけでなく、腸内pHの酸性化、大腸炎、大腸がんの予防などの機能を有する。このように腸内環境を整え、有用菌の増殖や活動を促す難消化性食物成分のことをプレバイオティクスという。もともと自分の腸にある菌を増やすため、腸に定着しやすい点がプロバイオティクスと異なる。さらに、水溶性食物繊維には、食欲を抑制する働きも報告されている。例として、「酢酸」

表 3-1　不溶性食物繊維と水溶性食物繊維の生理的効果の比較

	不溶性食物繊維	水溶性食物繊維
腸内細菌叢による発酵	発酵性は低い	発酵性が高く、短鎖脂肪酸を産生する
腸内 pH の変化	変化しない	酸性に傾く（腸内環境を整える）
便重量	保水性が高く、便を軟化 排便回数の増加 通過時間の短縮	あまり寄与しない
大腸関連疾患	便秘・大腸がんの予防	あまり寄与しない
糖・脂質代謝	不明	・コレステロールや胆汁酸の再吸収抑制による血中コレステロールの低下 ・食物繊維のゲル化による吸収の遅延と、それによる血糖値・インスリンの急激な増加の抑制
胃内滞留時間	胃内容物の排出時間遅延のため、満腹感を持続させる	
カロリー	1 kcal/g 程度	2 kcal/g 程度

出所：[14] より改変。

は吸収され、視床下部に作用して食欲抑制に関与する働きが報告されている[12]。また、「プロピオン酸」も腸管神経を通して脳に刺激を与え、ブドウ糖の産生を促進する機能があると報告されている[13]。このような働きによって、食後 3 ～ 4 時間の食欲が抑制されると考えられている。

　不溶性食物繊維は水分を吸収し、便量を多くして便通をよくすることが知られている。腸内環境との関係では、有害物質などを早く排出することができるため、がん予防などの効果があるとされている。表 3-2 に食物繊維の分類と食品群を記す。

　厚生労働省の「平成 25 年国民健康・栄養調査報告」によると、現代の日本人は食物繊維を 11 ～ 17g/日を摂取しているものの、食事摂取基準からみると 50 ～ 80% しか満たしていない。特に若い世代ほど、摂取状況が悪いことが報告されているため、積極的な摂取が必要な栄養素の一つである。

3　その他

　これまでに腸内細菌に関する食品素材として、プロバイオティクス・プレバイオティクスという概念について述べた。現在では、この両者を併用する「シンバイオティクス」が注目されている。要するに、有用菌を含む発酵食品を摂取しながら、その菌が定着しやすいように環境を整える食物繊維を摂取する方法である。サプリ

表 3-2　食物繊維の分類と食品

	名称	食品
不溶性食物繊維	セルロース	穀物・野菜・豆類
	ヘミセルロース	穀物・豆類
	ペクチン	未熟な果物・野菜
	βグルカン	きのこ類・パン酵母
	イヌリン	ごぼう・きくいも
	キチン・キトサン	エビ・カニの殻
	コンドロイチン硫酸	フカヒレ
水溶性食物繊維	βグルカン	大麦・オーツ
	ペクチン	熟した果実
	グルコマンナン	こんにゃく
	グアガム	マメ科グアーの種子
	寒天（アガロース）	天草・おごのり
	アルギン酸	こんぶ・あらめ
	カラギーナン	紅藻類

出所：[14] より改変。

メントとしての摂取も可能であるが、食事の工夫次第で摂取することができる。例えば、漬物やキムチは発酵食品であるとともに、食物繊維（野菜）である。大麦や玄米のご飯と一緒に食べることでシンバイオティクスとなるだろう。また、オールブランにヨーグルト、サラダなども手軽なシンバイオティクスな食事法と言えるだろう。

V　生活習慣が腸内細菌叢を決める

1　食生活

　食事内容は、腸内環境に大きな影響を与え、世代を超えて影響する。2014 年に、ヒトは食生活の変化（狩猟時代→農耕時代→工場生産食品→衛生加工食品）によって腸内細菌の多様性を喪失し、「腸内細菌の利用しやすい高食物繊維食」か「糞便移植（菌種の再導入）」によって菌の多様性が回復する仮説が示された（図 3-3）[15] この仮説を裏付けるように、マウスに低食物繊維の食餌を与えると腸内環境は悪化し、食物繊維が豊富な食餌に戻すと腸内環境が回復した。しかし何世代も交配をしながら、低食物繊維の食餌を与え続けると、食物繊維が豊富な食餌に戻しても腸内環境が回復しない。この結果は、長期（世代を超えるような）の食生活の変化は、世代

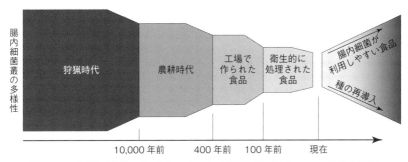

図 3-3 人間の進化におけるいくつかの段階での腸内フローラの多様性

出所：[16] より改変。

を超えて腸内細菌叢を変化させることを示唆している [16]。また、この腸内環境の回復には糞便移植が有効であった。現代の我々の摂取する食事が、数世代先までの腸内環境に影響してしまうという興味深い研究である。

さらに、社会的な交流も腸内環境に影響を及ぼす。集団内での交流が、腸内細菌の多様化を促しているという研究である [17]。これはチンパンジーを対象にした研究で、季節ごとに変化する群れのメンバーとの交流が腸内フローラの一因だと述べている。彼らは血縁関係にないチンパンジーでも腸内フローラの構成が群れのメンバー内で共有されている。なぜなら、食生活はもちろん、毛づくろいや生殖行為、排泄物に触れる機会が多くなるためである。これをそのまま人間に置き換えることは難しいが、「いつも決まった食事・メンバー」は、供給される腸内細菌やその代謝産物を単一のものにしてしまう可能性は否定できない。学童期から思春期にかけての「孤食」や「個食」は、偏食行動を有意にさせる点から問題視されてきた。精神衛生上な問題点とともに、腸内細菌叢の形成という点からも問題となるかもしれない。特に、ジャンクフードと呼ばれる高脂質低食物繊維の食事を続けると、有害菌が増加することも報告されている [18]。

また、食行動も腸内フローラに大きな影響を及ぼすことが報告されている [19]。マウスの活動時間帯である夜間（人間で言う昼間）にのみ餌を摂取できるマウスと一日中自由に餌を摂取できるマウスでは、後者の方が腸内フローラの菌数が減少し、いわゆる「有害菌」が増加した。一日中食べるということや決まった時刻に食べるといった食行動自体が腸内環境に影響を及ぼすことを示している。

2 和食と現代の食

　日本食は、世界各国で健康食として人気を集めている。先に述べたように「和食：日本人の伝統的な食文化」はユネスコの世界無形文化遺産に登録された。世界的に注目されるきっかけになったのは、1977 年に米国連邦政府が発表した「米国上院栄養問題特別委員会報告書（通称：マクガバンレポート）」[20] である。このレポートでは、アメリカ人の食生活が肥満・心臓病・がん・脳卒中などの病気に起因していることを指摘する一方で、適切な食事内容として「脂肪分やコレステロールの低減とタンパク質や炭水化物の摂取の推奨」──和食に類似した食事内容──を提示した。和食は、ごはんでエネルギー源（炭水化物）を摂取し、汁物とおかずで水分と栄養をバランスよく取り込む構成である。このことから、和食のスタイル「主食のご飯と汁物、おかず 3 品（主菜、副菜 2 品）で構成された『一汁三菜』」が注目を浴びている。

　腸内環境の点から、和食の利点は栄養素のバランスのよさに加えて食物繊維が豊富に摂取できることにある。また野菜、海藻類、豆腐、きのこ類といった低カロリーで食物繊維の豊富な食材の使用は、食欲の抑制にも有効である。しかしながら、この和食を中心とした食生活は第二次世界大戦以降に劇的な変化を見せている。戦後、体格向上などの目的から動物性たんぱく質や脂質の積極的な摂取が推奨される一方、主食の米や野菜など従来和食に使用されてきた食材の摂取が低下した。食物繊維の摂取量では戦後から現在では約半分に減少し、低年齢層ほど摂取量が低いという傾向にある。主食の米は炭水化物であり、糖質と食物繊維を含んでいる。近年、糖質制限ダイエットなど、主食の米を食べないというダイエット法が流行っているが、米は食物繊維の含有量が少ないものの、元々の摂取量が少ない食物繊維の摂取の機会を失っていることになるため注意が必要である。また、精製された米や小麦に主食がシフトしたことも理由として挙げられる。一方で雑穀米など、穀物を混ぜる工夫をすることで、通常の食事でも食物繊維の摂取を増やすことができる。

　現代の食は、時間・費用などの節約、効率の重視から、単一の食品を摂取することが多くなりがちである。しかしながら、食物繊維を単一の食品、食材から十分に摂取することは非常に難しい。白米では、お茶碗 1 杯（150g）で 0.75g、玄米では 2.1g と一日の目標量 20g（女性では 18g）を摂取するには、白米は約 27 杯、玄米は約 10 杯のご飯を食べることになってしまう。そこで、おかず（食材）の豊富さが、

食物繊維の摂取量を左右する点からも、栄養バランスの点からも重要となる。

特に、大学生や会社員などは、コンビニエンスストアで食事を購入することが多いだろう。食堂でも単一の食事（丼）や麺類（やきそば、ラーメンなど）を、食べている学生をよく目にする。しかも彼らは毎日その食事内容ということも少なくない。このようなとき、色々な食材を摂取できる弁当に変え、プラスアルファの1品を追加することによって、食物繊維を摂取することができる。また、和食の「一汁三菜」を思い浮かべて少しでも和食の構成に近くなるような選択で食事をするように心がけることも必要である。

3　身体活動による腸内細菌への影響

疾病予防や健康の維持に身体活動が重要であることはよく知られている。世界保健機関によると、大腸がんに関しては、確実なリスク要因の一つとして「低い身体活動量」が報告されている。そもそも適度な運動は、消化管の便の通過時間を短縮することで、有害物質の吸収を抑制させる点で腸内環境を整えている。一方で、強度の強すぎる運動は、消化管の血流を減少させて消化機能を抑制し、バクテリアトランスロケーション [注3] を引き起こすことが知られている。このため、一般的に腸にとっては適度な運動が腸内環境を整えるとされている。

ヒトを対象にして、腸内環境に着目した研究は少ない。プロのラグビー選手と運動習慣のない男性では、ラグビー選手の方が腸内細菌の多様性（細菌数、種の豊富さ）が高いと報告されている [21]。一方でラグビー選手は、炭水化物・タンパク質・脂肪のすべての摂取量が一般男性よりも多かった。腸内細菌の多様性は炎症の損傷を示すクレアチンキナーゼやタンパク質とそれぞれ正相関があったことから、炎症やタンパク質の摂取は腸内細菌の多様性と関連していることを示唆している。一方で、食事内容に差がない被験者を対象にした研究では、最大酸素摂取量（持久力の指標）と腸内細菌の多様性は正相関を認めることが報告されている [22]。そのため、腸内細菌叢の違いが競技パフォーマンスに影響することも考えられる。

動物実験では、ラットに運動をさせると糞便中の短鎖脂肪酸が増加する。これは、短鎖脂肪酸を産生する有用菌が増加したことを示唆する [23]。筆者の実験においても、一過性運動後のマウスの盲腸からは乳酸菌目の増加が検出されている。また運動習慣のあるマウスは乳酸桿菌が増加したことが示された。このことからも運動が有用菌増加に働くことが示唆されているが、そのメカニズムは明らかにされて

いない。また、自発的運動とトレッドミル運動（ヒトに置き換えると、ストレスのない運動と強制的なトレーニング）という種類の違いでも腸内環境に与える影響は異なることも報告されている[24]。

　これまでの研究から、身体活動によって腸内細菌叢は変化することは間違いないであろう。腸内環境を整えるという観点からは運動の種類、強度についてはさらなる研究が必要であるが、これまでに報告されているような健康運動（週2〜3回、心拍数が少し上昇する程度の運動、30分程度）を、支持するような研究結果が多いため、習慣化していくことが重要になるかもしれない。

VI　まとめと今後の展望

　本章では、健康に生きる鍵として腸内環境の視点から概説した。腸内環境を整えるためには昔から伝えられてきたように「規則正しい生活習慣」が肝要であり、そのような生活習慣の累積が結果として、我々の健康＝よい腸内環境を作ってきたといえるだろう。しかし、多様なライフスタイルが存在する現代、規則正しい生活習慣が送れないこともあるだろう。そのようなとき、自分なりの「規則正しさ」や、「規則正しくない」自分の状態を知ることが健康を守る鍵となるのではないだろうか。では、どのようにして自分の状態を知ることができるのだろうか。

　便が健康状態を反映すると言われる所以は、腸内環境を反映する手軽なバロメーターだからである。「健康」への興味はあっても、自分のからだの「健康」について我々はどれだけ知っているだろうか。便の状態は、腸内細菌の状態を反映し、「健康」そのものを反映してくれる。まずは便の記録をつけてみよう。そこから自身の健康がみえてくるかもしれない。

　そして自身の健康が把握できれば、健康の維持・増進のため、腸内環境を整える食品を積極的に摂取したり、ライフスタイルのどこかを変えたりするモチベーションにもなる。そのちょっとした行動変容が健康の扉を開けるセルフメディケーションの鍵となるだろう。

【注】
(1) 腸内細菌の分類：生物学的な分類では「門」「網」「目」「科」「属」「種」の順で細分

化される。しかし、従来用いられてきた「善玉菌」「悪玉菌」「日和見菌」といった分類や本項で用いた「有用菌」「有害菌」「中間菌」という分類は、生物学的分類とは必ずしも一致しておらず、日本以外の国では、このような考え方の分類法はない。例えば、「乳酸菌」も糖類を発酵してエネルギーを獲得し、多量の乳酸を生成する細菌の総称で慣用的な呼び名である。
(2) 短鎖脂肪酸：炭素の数が6個以下で油脂を構成する脂肪酸がそれぞれの炭素に連なる構造をしたもの。代表的なものとして「酢酸」「プロピオン酸」「酪酸」がある。短鎖脂肪酸は、大腸粘膜の増殖、粘液分泌、水やミネラル吸収のエネルギー源として利用される。また、腸内を弱酸性にするため、有用菌の過ごしやすい環境を作るなどの働きがある。
(3) バクテリアトランスロケーション：腸管内細菌が粘膜バリアーを通過して、体内に移行する状態。全身的な栄養不全や種々のストレス、消化管疾患などによる全身性・局所性免疫能低下、肝の網内系機能低下、腸粘膜萎縮などが背景となる。運動においては、激しい運動による腸のバリアー機能の低下が原因とされる。

【引用文献】
[1] 光岡知足「腸内菌叢研究の歩み」『腸内細菌学雑誌』2011、25、p.113-124
[2] Ridaura, V. K., J. J. Faith, F. E. Rey, et al., "Gut microbiota from twins discordant for obesity modulate metabolism in mice", Science, 2013, 341 (6150), p.1241214.
[3] Turnbaugh, P. J., R. E. Ley, M. A. Mahowald, et al., "An obesity-associated gut microbiome with increased capacity for energy harvest", Nature, 2006, 444 (7122), pp.1027-1031.
[4] 農林水産省　http://www.maff.go.jp/j/keikaku/syokubunka/ich/　2016年8月26日
[5] 上野川修一「腸管免疫と腸内細菌」『乳酸菌ニュース』2012、夏季号
[6] Makino, H., A. Kushiro, E. Ishikawa, et al., "Mother-to-infant transmission of intestinal bifidobacterial strains has an impact on the early development of vaginally delivered infant's microbiota", PLoS One, 2013, 8 (11), p.e78331.
[7] Gordon, H. A. and L. Pesti, "The gnotobiotic animal as a tool in the study of host microbial relationships", Bacteriol Rev, 1971, 35 (4), pp.390-429.
[8] 呉艶玲、山崎暁子、毛暁全ほか「アレルギーと衛生仮説」『化学と生物』2006、44 (1)、pp.21-26
[9] Valvassori, S. S., W. R. Resende, J. Budni, et al., "Sodium Butyrate, a Histone Deacetylase Inhibitor, Reverses Behavioral and Mitochondrial Alterations in Animal Models of Depression Induced by Early- or Late-life Stress", Curr Neurovasc Res, 2015, 12 (4), pp.312-320.
[10] Valvassori, S. S., R.B. Varela, C. O. Arent, et al., "Sodium butyrate functions as an

antidepressant and improves cognition with enhanced neurotrophic expression in models of maternal deprivation and chronic mild stress", *Curr Neurovasc Res*, 2014, 11 (4), pp.359-366.
[11] O'Donnell, L. J., J. Virjee and K. W. Heaton, "Detection of pseudodiarrhoea by simple clinical assessment of intestinal transit rate", *Bmj*, 1990, 300 (6722), pp.439-440.
[12] 中嶋洋子『栄養の教科書』新星出版社、2015
[13] Frost, G., M. L. Sleeth, M. Sahuri-Arisoylu, *et al.*, "The short-chain fatty acid acetate reduces appetite via a central homeostatic mechanism", *Nat Commun*, 2014, 5, p.3611.
[14] Chambers, E. S., A. Viardot, A. Psichas, *et al.*, "Effects of targeted delivery of propionate to the human colon on appetite regulation, body weight maintenance and adiposity in overweight adults", *Gut*, 2015, 64 (11), pp.1744-1754.
[15] Sonnenburg, E. D. and J. L. Sonnenburg, "Starving our microbial self: the deleterious consequences of a diet deficient in microbiota-accessible carbohydrates", *Cell metabolism*, 2014, 20 (5), pp.779-786.
[16] Sonnenburg, E. D., S. A. Smits, M. Tikhonov, *et al.*, "Diet-induced extinctions in the gut microbiota compound over generations", *Nature*, 2016, 529 (7585), pp.212-215.
[17] Moeller, A. H., S. Foerster, M. L. Wilson, *et al.*, "Social behavior shapes the chimpanzee pan-microbiome", *Sci Adv*, 2016, 2 (1), p.e1500997.
[18] O'Keefe, S. J., J. V. Li, L. Lahti, *et al.*, "Fat, fibre and cancer risk in African Americans and rural Africans", *Nat Commun*, 2015, 6, p.6342.
[19] Zarrinpar, A., A. Chaix, S. Yooseph, *et al.*, "Diet and feeding pattern affect the diurnal dynamics of the gut microbiome", *Cell Metab*, 2014, 20 (6), pp.1006-1017.
[20] Select Committee on Nutrition and Human Needs of the United States Senate: Dietary goals for the United States, 1977, Washington.
[21] Clarke, S. F., E. F. Murphy, O. O'Sullivan, *et al.*, "Exercise and associated dietary extremes impact on gut microbial diversity", *Gut*, 2014, 63 (12), pp.1913-1920.
[22] Estaki, M., J. Pither, P. Baumeister, *et al.*, "Cardiorespiratory fitness as a predictor of intestinal microbial diversity and distinct metagenomic functions", *Microbiome*, 2016, 4 (1), p.42.
[23] Matsumoto, M., R. Inoue, T. Tsukahara, *et al.*, "Voluntary running exercise alters microbiota composition and increases n-butyrate concentration in the rat cecum", *Biosci Biotechnol Biochem*, 2008, 72 (2), pp.572-576.
[24] Allen, J. M., M. E. Berg Miller, B. D. Pence, *et al.*, "Voluntary and forced exercise differentially alter the gut microbiome in C57BL/6J mice", *Journal of Applied Physiology*, 2015, 118 (8), pp.1059-1066.

第 4 章　地域在住高齢者の心の健康支援
——地域活動に「ふまねっと運動」を実施して

肥田　幸子

はじめに

　「平成 28 年度版高齢社会白書」(内閣府)によると、我が国の高齢化率は 26.7％にのぼり、平成 72 年には 39.9％、2.5 人に 1 人が 65 歳以上になるといわれている。平成 25 年の統計では、65 歳以上の高齢者の半数近くが病気やけが等で何らかの自覚症状を持っており、その有訴者の半数が日常生活(動作、外出、仕事、家事、学業、運動等)に影響が出ている[1]。多くの高齢者を抱える我が国は、多くの有訴者を抱えることが予測される国でもある。また、厚生労働省は毎年の平均寿命の伸びを発表しているが[2]、健康寿命(注1)の伸びは平均寿命の伸び率を下回っている。つまり多くの日本人の寿命は確実に延びているが健康に自力で動ける期間はそれに追いつかず、介護問題や個人の生活の質の問題が問われることになる。

　このような現状の高齢者に対し、運動が効果的であることを示す数多くの研究がある。それぞれの体力に見合った軽運動をすることで身体的な衰えを緩やかにし、心理面では質の高い精神活動を維持し[3]、認知機能の改善も証明されている[4]。高齢者に対し、運動を使った適切な介入を行うことで、介護予防や心理面を含めた生活の質を向上させることができる。

　本章では、「ふまねっと運動」(以下の I で解説)を使った地域在住高齢者に対する支援活動の一端を紹介し、その心理面での効果を明らかにしたい。また、本活動には学生たちも参加しており、高齢者と学生の交流からどのようなものが双方にもたらされたかを先行研究と比較しながら解説したい。

I 心の支援と「ふまねっと運動」

1 地域における高齢者支援活動の一つとして

「はじめに」で述べたように、我が国は非常な勢いで高齢化の道をたどっており、それに伴って、介護や地域福祉の問題は各地方自治体が取り組まなければならない大きな課題となっている。自治体は国の推進する「健康日本 21」（第二次、2013 年 4 月開始）に基づいた健康増進事業の振興を図らねばならない。各地方自治体では、健康で活力に満ちた長寿社会を実現するため、地域の活性化を推進する多彩な取り組みを実施している。運動による健康増進の取り組みに対してもその効果は次々と明らかになっている。自治体等の開催する運動教室などの介護予防教室の実施により、身体機能の改善効果が認められており[5]、特定高齢者(注2)に対する運動プログラムが身体や精神機能にも改善があることが明らかになっている[6]。これらの資料から、地方自治体の実施する地域に密着した活動が高齢者の心身の健康増進に貢献していることは明らかである。

A 市においても、軽運動プログラムを使った数多くの高齢者福祉事業がなされている。M 施設は「60 歳以上の高齢者の居場所」というキャッチフレーズで、毎期（1 年に 2 期）15 くらいの高齢者用教室が開催されている。その半数は絵画、コーラスなどの文化的講座で、半数はダンス、体操などの軽運動を主体とした講座である。その運動教室の一つが「ふまねっと運動」教室であり、2014 年度からすでに 5 期目を数えている。4 月スタートで週 1 回開催され、ワンクールが半年で終了する。スタート時は 65～85 歳の講座生約 35 人、指導者 4 人、指導者は各週に 2 人ずつ入り、学生は参加していなかった。徐々に学生が参加し始め、ほとんどは 1～2 人だが、多数の学生が参加するときもあった。学生は授業があるので、毎回同じメンバーではなく、参加者がいないときもあった。N 施設でも、「ふまねっと運動」教室を 2015 年度から、65～80 歳の講座生約 20 名を対象に開催している。

2 「ふまねっと運動」とは

「ふまねっと運動」は北海道大学の北澤利一(注3)が地域の高齢者対象健康教室の中で考案したものである[7]。類似の運動としては「スクエアステップ」[8]、ラダートレーニング(注4)などがあるが、北澤は「ふまねっと」運動の特徴として、失敗することの楽しさやできないステップをできるようになったときの達成感、集団で実

施したときの一体感などをあげている[7]。

　ふまねっと本体の形状は5センチ幅の黒い平らな紐を、四角につなぎ合わせたものであり、それは50センチ角でその四角が3×8列つながっている升目状のものである。これは広げると約幅1.5メートル、長さ4メートルの大きさになるが、移動時は折りたたみ、小さなバックに入れて高齢者でも持ち運びが容易である。スペースとしてはこのネットを敷くことができ、周りに高齢者が椅子で座れるぐらいの広さがあれば、実施することは可能である。地方自治体などでは高齢者の健康増進事業のためにトレーニングジムの利用を推奨しているが、施設面・スタッフ面で限界がある。人口20万人のM市でさえも困難で、100～200人が精一杯であると試算する調査もある[9]。「ふまねっと運動」は施設・設備が一般の公民館レベルでも実施できる。スタッフに関しても、NPO法人地域健康づくりワンツースリーでは、参加した高齢者が講習を受けて新しいスタッフとして育つシステムを作っている。長期間、高度な教育を受けたトレーナーを必要としないことも普及を容易にしている理由である。

　「ふまねっと運動」は床に敷かれた網を決められたステップで歩くものである。従来のスポーツトレーニングの「すばやく」「大きく」「高く」「力強く」が目的ではなく、「ゆっくり」「慎重に」「よく見て」「間違えないように」を重視する[7]。ステップは容易な基本ステップから難度の高いものまでが数多く用意されている。また、ステップを習得したら、手拍子や歌などを同時に行い、いくつかの課題を同時に実行できるように工夫されている。最近、多重課題運動プログラムは認知機能の向上にも役立つと注目を浴びているが、「ふまねっと運動」にもそれらの要素が多く含まれている。

　「ふまねっと運動」を実施することで、いくつかの効果が実証されている。要支援、要介護認定者を対象に実施した調査では、短期間で歩行機能改善が現れ、身体のバランス機能の改善から転倒予防にも役立つのではないかという結果が得られた[10]。金城・瀬野も入院患者に対する「ふまねっと運動」の効果を調査し、歩行機能の改善を実証している[11]。北澤はNPO法人地域健康づくりワンツースリーの資料の中で、一般高齢者を対象にした「ふまねっと運動」の結果、認知機能の改善効果についても言及している。

　しかし前述したように、「ふまねっと運動」が生み出されたときに北澤が最も注目したのはその心理的効果ではないだろうか。参加者1人ひとりが、簡単そうで意

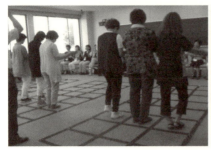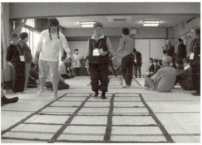

写真 「ふまねっと運動」風景

外と難しいステップを獲得していく学習過程を楽しむこと、そして参加者たちが相互に失敗して笑い合ったり、成功して褒め合ったりする交流とコミュニケーションツールとしての「ふまねっと運動」の意味である[7]。本章では、高齢者の心の健康を維持・促進するためのアイテムとしてふまねっとを使用し、そこで得られた気持ちの変化や補助に入った若者との交流について紹介したい。

Ⅱ　A市における活動事例からの調査報告

1　高齢者のための「ふまねっと運動」は心理的効果があるのか

（1）短期的効果と長期的効果について考える

　世界保健機構（WHO）は1996年の身体活動、エイジングとスポーツに関する国際会議において、ガイドラインを公表した。心理的恩恵に関しては、効果を短期的なものと長期的なものに分け、短期的なものとしてはリラクゼーション・ストレスの低減・気分の強化をあげ、長期的なものとしては、一般的安寧・メンタルヘルスの改善・認知機能の改善などをあげている[12]。

　本章では①短期的な効果として気分の変化、②長期的な効果として一般的安寧につながる社会活動に関連する満足度（以下、過ごし方満足度）を明らかにする。具体的には、1回の「ふまねっと運動」の前後に気分の変化はあるか、その変化は高齢者の日常生活における運動量や運動の嗜好性と関連があるか、1年間の「ふまねっと」運動教室の前後で過ごし方や満足度に変化があるかを調べた。

第 4 章　地域在住高齢者の心の健康支援

表 4-1　SEES-J による第 1 回調査の対象と施設

	M 施設	N 施設
調査時期	2014 年 5 月	2015 年 8 月
対象者（性別）	30 人（男 2 人、女 28 人）	14 人（男 5 人、女 9 人）
年齢（65 ～ 74 歳） （75 歳以上） （無記入）	5 人 24 人 1 人	4 人 10 人
使用尺度	SEES-J　12 項目	SEES-J　12 項目

表 4-2　運動後の気分の変化、各因子と全体設

	運動前		運動後			
	M	SD	M	SD	t	df
疲労因子	4.88	1.04	5.75	1.07	5.17***	43
心理的ストレス因子	5.54	1.05	6.12	1.03	3.66***	43
積極的安寧因子	3.96	1.29	3.88	1.48	-0.52	43
気分尺度全体	4.89	0.71	5.27	0.79	3.6 ***	43

***$p < .001$

（2）「ふまねっと運動」の前後で気分の変化はあるか

　気分評価尺度の主なものしては、POMS、Feeling Scale（FS）、SEES 等があげられるが、本章においては、項目数その他、使いやすさから日本語版主観的運動体験尺度（以下、SEES-J）を使用する。鍋谷らは SEES-J を作成し [13]、2002 年には POMS、Feeling Scale（FS）との関連性を明らかにしている [14]。SEES-J は運動後の気分の状態を評価する尺度として有効性が証明されている。

　2014 年 5 月に M 施設、同年 8 月に N 施設において調査を実施した。調査時期と対象者は表 4-1 のようであった。両施設とも、スタート時に質問紙を配布し、内容と回収に関しては強制されない、データは本調査以外には使用しないことなどを説明した。

　SEES-J、12 項目は、「まったく感じない」の 1 から「とても強く感じる」の 7 までの 7 件法で求めた。運動前（以下、事前）と運動後（以下、事後）の得点の差をみた。この尺度は疲労因子、心理的ストレス因子、積極的安寧因子から構成されており、各因子の平均の差の検定を行った（SPSS 対応のあるサンプルの差の検定）。結果、疲労因子は $t(43) = 5.17, p < .001$ で非常に高い有意差が認められた。心理的ストレス因子は $t(43) = 3.66, p < .001$ で非常に高い有意差が認められた。積極的安寧因子は $t(43) = -0.52, n.s.$ で有意差は認められなかった。全体の比較でも（疲

労因子と心理的ストレス因子を反転項目とした）$t(43) = 3.60, p < .001$ で非常に高い有意差が認められた（表4-2）。

SEES-J を使った調査の結果、「ふまねっと運動」をすることによる一過性の心理面の効果は顕著なものがあった。疲労感因子と心理的ストレス因子は非常に高い有意差で低減していることが示された。心理的ストレス因子の低減は、自由記述のなかの「腰痛気味でしたが、すっかり忘れて楽しく過ごさせて頂きました。月に2回ありましたらラッキーだと存じます。大変感謝申し上げております」「とまどって足を踏み出す気分は大変良い。慣れて易しくできたときは充実した気分」「とても楽しく、和やかに過ごしています。宜しくお願いします」などの書き込みがそれを示している。

林は「高齢者における一過性運動の心理的効果」において、SEES-J を使用し、運動前と運動後を比較している。高齢者の一過性運動は心理的には心地よい感覚を得ると同時に、身体的には息苦しさや筋肉の痛みなどの感覚を得ていることも多く、運動による「疲労」と「快感情」は共存するものであると述べている[15]。今回の自由記述のなかにも「頭と健康適度に疲れますが良い気分です」という書き込みがあった、これは林のいう「疲労」と「快感情」が共存している状態を示したものであろう。しかし、今回の「ふまねっと運動」調査の結果においては疲労因子も低くなっている。原因としては「ふまねっと運動」が疲労を感じるほどの運動量ではないこと、40名前後のクラスでは動いている時間よりも他者の運動を椅子に座って見ている時間の方が長いことなどが考えられる。

積極的安寧因子には有意差がなく、かえって低下していた。これは希望に満ちて積極的で、力強い気持ちは一過性の運動からは得られにくいと解釈することもできる。しかし、実施しての実感であるが、質問紙の形態にも原因は考えられる。積極的安寧因子の質問項目は他項目と反転項目のように配置され、75歳以上が主である受講者には説明なしでの回答は困難であったと推察できる。2015年8月の調査においてはその点を説明して実施した結果、事前よりも事後の方が点数が高くなった。

この調査で得られた気分の変化は個人のもつ他の要素、①運動習慣、②運動の好き嫌い、③人と話すことの好き嫌い、④グループで何かすることの好き嫌いと関連があるかを調べた。SEES-J の得点差と運動習慣4段階の相関をみたところ、運動習慣 $r = .08, n.s.$、運動の好き嫌い $r = .06, n.s.$、人と話すことの好き嫌い $r = .18, n.s.$、グループ活動の好き嫌い $r = .08, n.s.$、社会活動に関する過ごし方

第 4 章　地域在住高齢者の心の健康支援

表 4-3　気分変化の度合いとその他の要素の相関係数

	運動習慣	運動の好き嫌い	人と話すことの好き嫌い	グループ活動の好き嫌い	社会活動満足度
気分変化の度合い	0.08	0.06	0.18	0.08	0.14

満足度 $r = .14$, $n.s.$ ですべての項目で相関を示すものはなかった（表 4-3）。

　気分変化の度合いが他の要素と関連があるかについては、運動習慣の多少、運動の好き嫌い、人と話すことの好き嫌い、グループ活動が得意・不得意のすべての要素に関連がなかった。この分析結果から、「ふまねっと運動」は運動の嗜好性や対人能力等に関係なく、どの人が実施しても運動による一過性の心理的効果があることが明らかになった。

（3）「ふまねっと運動」をすることで社会的な満足度は上がるか

　社会活動に関連する過ごし方満足度尺度は岡本が開発したもので、「高齢期の過ごし方をより豊かにする要素のなかで、おもに、自由になる時間に行う社会活動により得ることが可能な複数の主要な要素に対して感じている満足の程度の評価から構成される総体」と定義されている[16]。尺度は「学習に関する満足度」「他者・社会に対する満足度」「健康・体力に関する満足度」「友人に関する満足度」の 4 因子、14 項目で構成されており、信頼性と妥当性が証明されている。この尺度は社会活動による主観的効果を反映した生活満足度であり、本研究の評価尺度として適しているといえる。

　調査は講座開始（2014 年 5 月）と、講座修了（2015 年 3 月）の過ごし方満足度の変化の差をみた。これは社会活動に関する高齢者の過ごし方満足度を訊く尺度で、「学習に関する満足度」「他者・社会に対する満足度」「健康・体力に関する満足度」「友人に関する満足度」の 4 因子から構成されている。2014 年 4 月から 2015 年 3 月までの調査を対象とし、各因子の平均の差の検定を行った（SPSS 独立サンプルの差の検定）。結果、学習に関する満足度因子は $t(58) = 0.02$, $n.s.$、他者・社会に対する満足度因子は $t(58) = 0.06$, $n.s.$、健康・体力に関する満足度因子は $t(58) = -0.34$, $n.s.$、友人に関する満足度因子は $t(58) = 0.36$, $n.s.$、過ごし方満足度全体でも $t(58) = 0.14$, $n.s.$ とすべての因子と全体において有意な差は認められなかった（表 4-4）。

　高齢者の社会参加に関する過ごし方満足度に関しては、1 年間 12 回の講座を実

表 4-4　講座開始時と終了時の過ごし方満足度の差

	講座開始時 N=30		講座修了時 N=30		t	df
	M	SD	M	SD		
学習に関する満足度	3.97	0.70	3.97	0.60	0.02	58
他者・社会に対する満足度	3.51	0.84	3.38	0.56	0.06	58
健康・体力に関する満足度	3.97	0.76	4.03	0.57	−0.34	58
友人に関する満足度	4.18	0.74	4.11	0.80	0.36	58
過ごし方満足度全体	3.88	0.67	3.85	0.49	0.14	58

施したが、変化はみられない。この指標には「ふまねっと運動」教室以外の高齢者の日常要素が大きく関わってくる。また、この満足度をあげるには年間12日の講座では影響が薄いといえるだろう。実施日にはとても気分よく過ごせることは明らかになっているので、このような高齢者の社会的活動が週に3回、4回と増えることによって、満足度に変化を及ぼす可能性は考えられる。

　自由記述からは「間違ってもとてもたのしかった」「実に楽しい　身体を動かして　声だしていいですね」「有難うございました　出来ても出来なくてもとても楽しい時間でした　今後もよろしくお願いします」「簡単そうで少し難しい。次回が楽しみです！」と純粋に楽しい時間を過ごしたという書き込みがある。その一方「日頃何気なく足を使っていますが、目先を変えれば楽しく運動ができますね。脳にも身体にも本当によいです。続けていければ老化も遅れるでしょうねえ。ありがとうございました」「転倒防止によいと感じた」「歩くときに足を上げて歩くように心がけるようになった」「日常の生活運動に変化が認められるようになった（積極性）繰り返し行うことへの自覚が起きてきた」「認知症予防に最適」の書き込みにあるように高齢者に必要なものを学習している感もある。満足度の数字には表れなかったが、「ふまねっと運動」が「学習に関する満足度」に対して有効な要素を持つ可能性がある。

2　気分の変化は自己尊重感の高低に関係があるか

　自己尊重感（Self-esteem）とはローゼンバーグによれば、「自己イメージの中核的な概念で、一つの特別な対象、すなわち自己に対する肯定的または否定的な態度」とされている [17]。一般的には自分の価値を認め、自分を好きになったり、大切だと思えたりする気持ちのことと考えられている。ただ、根本的な意味はローゼンバーグもいうように自分の優れている点だけでなく、自分のできない点も含めて、

第4章 地域在住高齢者の心の健康支援

表4-5 自己尊重感との関連をみる第2回調査

	M 施設
調査時期	2016年3月
対象者（性別）	44人（男5人、女39人）
年齢（65～74歳） （75歳以上） （無記入）	18人 23人 3人
使用尺度	SEES-J　12項目 自己尊重感テスト　10項目

表4-6 ローゼンバーグの自己尊重感テスト

1．少なくとも人並みには価値のある人間である
2．いろいろなよい素質をもっている
3．敗北者だと思うことがある＊
4．物事を人並みにはうまくやれる
5．自分には自慢できるところがあまりない＊
6．自分に対して肯定的である
7．だいたいにおいて自分に満足している
8．もっと自分を尊敬できるようになりたい
9．自分は全くだめな人間だと思うことがある＊
10．何かにつけて、自分は役に立たない人間だ＊

注：＊は反転項目。

自分をかけがえのない存在だと感じることである。似た概念に自己効力感（Self-efficacy）がある[18]。

一般的に高齢者は疾病や怪我、加齢による歩行困難、認知症の発症などにより、今までできていたことができなくなることが多い。西山は高齢者の自己概念や自己尊重感は脅かされやすいものであるという視点が欠けていると指摘している[19]。また、畑野らはそれは失われるばかりではなく適当な働きかけをすることによって自己効力感は高めることができると述べている[20]。これらの考えを基に、「ふまねっと運動」をしている高齢者と自己尊重感の関連を調査するために第2回目の調査を実施した（表4-5）。

第2回の調査は①フェイスシート、②SEES-J事前、③SEES-J事後、④自己尊重感テストで構成されていた。自己尊重感はローゼンバーグのもので表4-6の質問項目を「あてはまる」から「あてはまらない」までの5件法でたずねた。

表 4-7 SEES-J の各因子と自己尊重感の間の相関

	疲労因子の差	心理的ストレス因子の差	積極的安寧因子の差
自己尊重感	0.213	0.265	0.517**

**$p < .01$

図 4-1 自己尊重感が SEES-J の因子に及ぼす影響

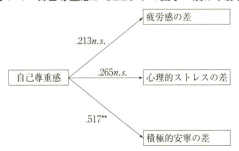

　SEES-J の①疲労因子、②心理的ストレス因子、③積極的安寧因子、各因子の「ふまねっと運動」をする事前、事後の差を出して、自己尊重感の高さとの相関をみた。①疲労因子事前事後差と自己尊重感は $r = .213$, $n.s.$ ②心理的ストレス因子の差と自己尊重感では、$r = .265$, $n.s.$ ③積極的安寧因子の差と自己尊重感では $r = .517$, $p < .001$ で積極的安寧因子の差のみが自己尊重感と相関があるといえる（表 4-7）。

　積極的安寧因子は「希望に満ちた気分」「積極的な気分」などで構成されており、「ふまねっと運動」実施で自己肯定感の高い人がこれらの気分を感じやすいことが考えられる。

　影響力をみるために回帰分析を行った（図 4-1）。回帰分析の結果も自己尊重感の高い人はより楽しい気分になりやすいという結果であった。記述回答の中に「自分の頭の悪さが嫌になりますが、ふまねっとはとても良いと思います」「見ていると簡単そうでも自分の番が来てやると、間違えてしまう。体とともに頭も使わないとできないので、老化予防にとても役立つと思います。長く続けたいです」などがある。自分はうまくできないときもあるがそれでも楽しい、続けたいと感じており、この運動のもつ要素が関係していると感じる。

　ただ、畑野ら[20]がいうように「ふまねっと運動」を高齢者が実施することで、自己尊重感に何らかの変化があるかということは、今回の調査のみで明らかにする

第 4 章　地域在住高齢者の心の健康支援

表 4-8　高齢者と若者の交流の影響をみる第 3 回調査

場所	M 施設
調査時期	2016 年 7 月
対象者（性別）	36 人（男 2 人、女 34 人）
参加学生（性別）	5 人（男 1 人、女 4 人）
年齢（65 ～ 74 歳）	16 人
（75 歳以上）	20 人
20 歳	5 人
使用尺度	SEES-J　12 項目 老人イメージ　36 項目 若者イメージ尺度　8 項目

表 4-9　学生がいるときといないときの気分変化の比較

	学生あり		学生なし			
	M	SD	M	SD	t	df
疲労因子	0.53	1.25	0.67	0.89	−0.53	64
心理的ストレス因子	0.46	1.32	0.78	0.99	−1.08	64
積極的安寧因子	0.39	1.10	−0.31	1.59	2.30*	64

*$p < .05$

ことはできない。今後調査を重ねていかなければならない。

3　若者との交流の中で相互にどのような影響があったのか

(1) 若者が参加したときと、しないときに気分の差に違いはあるか

「ふまねっと運動」教室のスタート時は若者（大学 1、2 年生）が参加していなかった。時折、学生の参加があったときに場の空気が華やかになり、その後の学生へのアンケートでも高齢者の印象が変わったというものがあった。以降、意図的に学生を参加させ、影響を調査した。第 3 回調査は以下のようであった（表 4-8）。

「ふまねっと運動」の前後差で若者が参加したときとしないときに差があるかを検証した。参加したときは 2016 年 7 月、参加していなかったときは 2014 年 5 月のデータを用いた。各因子の平均の差の検定を行った（SPSS 独立したサンプルの差の検定）。結果、疲労因子は $t(64) = -.53$, $n.s.$　心理的ストレス因子は $t(64) = -1.08$, $n.s.$ で有意な差は認められなかった。積極的安寧因子は $t(64) = 2.3$, $p < .05$ で有意差が認められた（表 4-9）。

若い人と一緒に楽しむことで積極的安寧因子が伸びている。質問項目でいうと

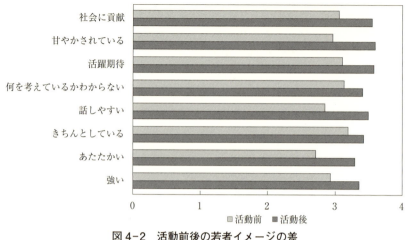

図4-2　活動前後の若者イメージの差

「希望に満ちた気分」「素晴らしい気分」「力強い気分」他である。自由記述にも「元気になる。楽しい。若返る」「力強さを感じる、とても楽しいです」「若い方にエネルギーをもらいました。久しぶりに若い方と一緒にプレーして、とても楽しかったです。ありがとうございました」などがあり、運動の要素がもたらす楽しさだけではなく若い人と楽しむことによって、自分まで若々しく楽しい気持ちになったことが推察される。

（2）交流によって高齢者が、若者に対して抱いていたイメージは変化したか
　少子高齢化社会の到来によって、家庭や地域社会の中で異世代が関わり合う機会が減少している。高齢者との接点が全くない学生が異世代間交流をするには、設定をして、そういう場を作らなければならないという時代に入ったといえる。渡邊らは高齢者と若者の交流を企画することによって、「何を考えているのかわからない」というイメージが少なくなり「あたたかさ」や「きちんとしている」というイメージが増加したと述べている[21]。「ふまねっと運動」は、高齢者と若者が交流するためには手軽さ、難易度、その目的性などの点から適切な交流機会であると考え、学生たちを参加させた。
　今回の調査では、甲斐らの「若者イメージ尺度」[22]を参考にし、8項目を使用した。「非常にそう思う」から「全く思わない」までの5件法でたずねた。図4-2

表4-10 高齢者がもつ若者イメージの活動前後の差

	活動前		活動後			
	M	SD	M	SD	t	df
若者イメージ	3	0.44	3.46	0.87	−2.84**	70

**$p < .01$

表4-11 高齢者がもつ若者イメージの活動前後の差（質問項目別）

	活動前		活動後			
	M	SD	M	SD	t	df
強い	2.94	2.94	3.36	1.31	1.60	68
あたたかい	2.72	1.16	3.31	1.09	2.20*	70
きちんとしている	3.19	1.01	3.43	1.31	0.84	69
話しやすい	2.85	0.70	3.50	1.16	2.78**	66
何を考えているかわからない	3.14	0.93	3.42	1.40	0.99	70
活躍期待	3.11	0.72	3.58	1.30	1.88	69
甘やかされている	2.97	0.74	3.60	1.35	2.41*	69
社会に貢献	3.06	0.76	3.56	1.23	2.06*	69

**$p < .01$, *$p < .05$

　は活動前にたずねた8項目の質問を活動後にも聞いたものである。すべての項目において活動後の方が得点が高くなっている。

　まず、本当に活動前と後ではイメージに変化が起こっているのかを数量的に確かめた。活動前と活動後では、$t(70) = -2.84$, $p < .01$で有意差が認められた（表4-10）。各質問項目で差の検定を行った（SPSS 独立したサンプルの差の検定）。

　結果、「強い」は$t(68) = 1.60$, n.s. 「あたたかい」は$t(70) = 2.2$, $p < .05$ 「きちんとしている」は$t(69) = 0.84$, n.s. 「話しやすい」は$t(66) = 2.78$, $p < .01$ 「何を考えているかわからない」$t(70) = 0.99$, n.s. 「活躍期待」$t(69) = 1.88$, n.s. 「甘やかされている」は$t(69) = 2.41$, $p < .05$ 「社会に貢献」は$t(69) = 2.06$, $p < .05$であった（表4-11）。ただし、「何を考えているかわからない」「甘やかされている」は逆転項目として処理した。

　活動前と活動後で高い有意差を持って変化したのが、「話しやすい」である。自由記述でも「温かい気持ちが伝わってくる。有り難いことです。交流が深められれば、これに越したことはない。今後ともよろしくお願いします」などがある。若者に対して日常に抱いていたイメージが話しにくいという感じであり、一緒に活動をしてみると思ったより話しやすいという印象なのだろう。高齢者と若者を一つのス

ペースに入れて「さあ話しなさい」と言ってもこの雰囲気はできあがらない。やはり、「ふまねっと運動」という方法があって、お互いに失敗したり、学生の方でもお年寄りにわかりやすく説明しようという意思が生まれてコミュニケーションは成立していった。「あたたかい」が有意に変化して「強い」がそれほどの変化がなかったのは、若い学生たちが強いことはわかっていることであり、「あたたかい」は「学生さんが親切でよかった」の記述にみられるように、一緒に活動してみると思ったよりも親切にしてもらえた感があるのだろう。「甘やかされている」「社会に貢献」の項目も自分たちが考えていた若者像が少し変化したことの表れとみることができる。

（3）大学生が高齢者に抱いていたイメージに変化はあったか

若者が老人に対して抱くイメージに関しての研究では「さびしい」「古い」「暗い」「弱い」「かわいそうな」など全般的に否定的なイメージであるとする研究が多い[23, 24]。本調査では「ふまねっと運動」教室に補助役として入った学生が開始前と開始後でどのようにイメージが変化していったかを明らかにした。調査に参加した学生は12人、事前、事後両方の調査票が出ている学生は5人であった。項目については保坂らの作成した36項目を使用し、SD法で分析した。SD（Semantic Differential）法とはOsgoog, C. E. が完成させたものであり、いくつかの相反する形容詞を対語にして多段階尺度を作り、それを被験者に評定させる。この方法の特徴は、複雑でとらえ難い人間の諸現象を比較的単純な設計で取り扱えること、とらえた現象を視覚的に表示することができ、またその理解が容易であることなどであり、イメージを測定する方法として適している[25]。

表4-8の第3回調査において、「ふまねっと運動」教室の始まる前と教室で高齢者に対する補助活動を行った後の高齢者イメージをたずねた（図4-3）。

36の対項目のすべてで、「ふまねっと運動」教室を体験した後の方が高齢者に対してのイメージがよくなっている。各項目の「ネガティブイメージを非常に感じる」を1とし、「ポジティブイメージを非常に感じる」を7としたときの平均点の差をみた（表4-12）。

明らかな有意差が認められたのは「貧弱な―立派な」「だらしない―きちんとした」「魅力のない―魅力のある」「静的―動的」「暇そう―忙しそう」「遅い―速い」「弱い―強い」「受動的―能動的」「不孝―幸福」「悲しい―うれしい」「不満―満足」

第4章　地域在住高齢者の心の健康支援　　　　　　　75

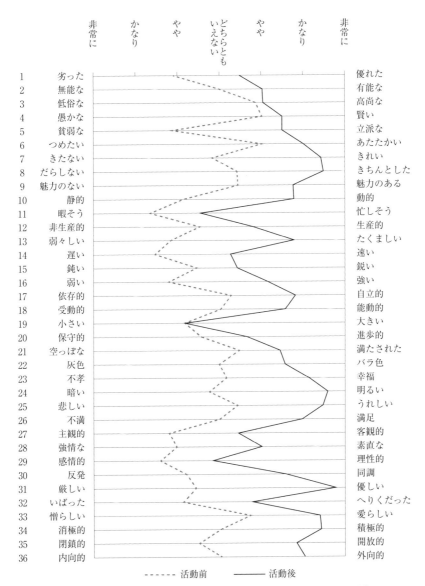

図4-3　ふまねっとで変化した学生の高齢者に対するイメージ

表4-12　項目別、学生の高齢者イメージの前後差

	補助活動前		補助活動後			
	M	SD	M	SD	t	df
1	2.80	0.45	4.40	1.52	−1.97	4
2	4.00	0.71	5.00	0.71	−2.24	4
3	4.80	0.84	5.00	0.71	−0.53	4
4	5.00	1.00	5.40	0.55	−1.00	4
5	2.80	1.10	5.40	0.89	−3.83*	4
6	5.00	0.00	6.00	1.22	−1.83	4
7	3.80	0.45	6.40	0.55	−10.61***	4
8	4.40	0.89	6.60	0.55	−4.49*	4
9	4.80	0.84	5.80	1.10	−3.16*	4
10	3.20	1.30	5.80	0.45	−3.83*	4
11	2.40	1.34	3.60	0.89	−3.21*	4
12	3.60	1.14	4.60	0.55	−1.41	4
13	2.80	0.45	5.80	0.45	−9.49**	4
14	2.40	0.89	4.20	0.84	−2.45*	4
15	4.25	1.26	3.50	1.00	1.00	4
16	2.80	0.45	5.20	1.64	−2.95*	4
17	4.20	1.48	5.80	0.84	−1.73	4
18	4.00	0.71	5.60	0.55	−3.14*	4
19	3.20	0.84	3.20	1.30	0.00	4
20	3.60	0.55	4.60	1.14	−1.58	4
21	4.40	0.55	5.40	1.14	−2.24	4
22	4.00	1.00	5.60	0.89	−2.14	4
23	4.20	1.10	6.20	0.45	−3.65*	4
24	3.80	0.45	6.60	0.55	−7.48**	4
25	4.40	1.14	6.40	0.89	−3.65*	4
26	4.00	1.00	6.00	0.71	−4.47*	4
27	2.80	1.30	4.40	1.67	−2.36	4
28	3.00	1.87	5.00	1.58	−3.65*	4
29	2.60	1.67	3.80	0.84	−1.63	4
30	3.20	1.64	5.60	0.89	−4.71**	4
31	3.40	1.67	6.80	0.45	−5.01**	4
32	3.20	0.84	4.80	0.84	−4.00*	4
33	4.80	0.84	6.40	0.89	−4.00*	4
34	4.00	1.22	6.40	0.89	−4.00*	4
35	3.60	0.89	5.80	1.30	−3.32*	4
36	4.00	1.73	6.00	1.00	−2.83*	4

*$p < .05$　**$p < .01$　***$p < .001$

「強情な―素直な」「いばった―へりくだった」「憎らしい―愛らしい」「消極的―積極的」「閉鎖的―開放的」「内向的―外向的」であり、高い有意差が認められたのは「きたない―きれい」「弱々しい―たくましい」「暗い―明るい」「反発―同調」「厳しい―優しい」であった。

　保坂らは大学生567人にこの項目で調査を実施し、結果から①有能性、②活動・自立性、③幸福性、④協調性、⑤温和性、⑥社会的外向性の6つの因子を見出して

表 4-13　因子別、学生の高齢者イメージの前後差

	補助活動前		補助活動後			
	M	SD	M	SD	t	df
有能性	4.16	0.88	5.56	0.71	−4.67**	8
活動・自立性	3.25	0.61	4.81	0.91	−5.93***	10
幸福性	4.13	0.24	6.03	0.46	−7.89**	5
協調性	2.90	0.26	4.70	0.77	−6.97**	3
温和性	3.80	0.87	6.00	1.06	−3.67	2
社会的外向性	3.87	0.23	6.07	0.31	−19.05**	2

*$p<.05$　**$p<.01$　***$p<.001$

いる[25]。本調査はこの因子で分別し平均値の差を検討した（表 4-13）。

　保坂らの報告によると、因子別では「温和性」つまり優しく、愛らしく、へりくだった点に対し最も高い評価であった[25]。本調査ではその「温和性」の因子のみに有意差が出ていない。「温和性」に関しては「へりくだった」という項目があり、学生が活動後の評価にこれを低くしたことにより、偏差値が広がってしまったためと考えられる。「へりくだった」は「威張った」と対になっており、いばった高齢者よりはへりくだった高齢者の方が好印象という設定であったと考える。しかし、学生たちは高齢者と一緒に「ふまねっと運動」を楽しむなかで、「へりくだった」という表現に違和感を感じたのだろう。学生の自由記述のなかにも「皆さん本当に気さくに話しかけてくれて、若者に負けないくらい元気が良かったことが意外でした」「すごく笑顔で楽しくやっていた。できないことを悲観的にとらえるのかと思っていたけど、前向きでパワーを感じた。とっても元気がよくて、こっちが圧倒されてしまった。こういうのは実際にやってみたり空気を感じないと分からなかったことなので、すごく行ってよかったなと思いました。またお目にかかりたいなどの声を頂いてとても嬉しかった。私も是非お目にかかりたい」などがあり、高齢者の元気や矜持を感じた学生は「へりくだった」という言葉が妥当でないと判断したと考えられる。また、保坂らは「活動性・自立性」「協調性」が低かったと述べている[28]。本調査でも、この 2 因子は活動前には最も低いとその次に低い評価であったが、活動後には評価が高くなり、変化に有意差がある結果になっている。特に「活動性・自立性」は最も大きな有意差を示した。因子内の「弱々しい─たくましい」「依存的─自律的」などの項目が大きな変化を示している。自由記述でも「お年寄りだからというのは間違いだ。家に引きこもっているばかりではないんだと知ることができた。行って良かった。自分のためにもこれからもこういう機会を

大切にしていきたい」「とても元気で、良く話しかけてくれたこと、もっとできないのかなと思っていたが、とても良くできていたことが意外だった。お年寄りのイメージがすごく変わった。とても楽しかった」などがあり、もっと弱いと思っていた高齢者が実際はそうではなく、学生たちに積極的に働きかけてくる存在であることに気づいたのであろう。

松田らも看護学生と高齢者の世代間交流を実施し、お互い理解する場として有効であったと述べている[26]。本調査と同じ、保坂ら[25]が作成した36項目を使用した質問項目においては、すべての項目が肯定的に変化したことを明らかにしている。松田らが指摘する大きく変化した項目と変化が少なかった項目を本調査と比較すると、ほとんど同じ項目であった。異なる点は「遅い―早い」「受動的―能動的」「不幸な―幸福な」「閉鎖的―開放的」「内向的―外交的」の項目が本調査では有意に変化していることである。この差は松田らの取り組みが、学生が高齢者の話を聞くという静的なものであるのに対して、本調査では「ふまねっと運動」という動的な学習課題を高齢者と学生が一緒に取り組み、学生が間違えたところを高齢者がうまくやったり、高齢者たちが集団で声を掛け合ったり、笑い合ったりする場面を学生が見ていることが影響していると考える。

Ⅲ　まとめと今後の展望

「ふまねっと運動」に関する調査は2年半で第三次調査まで実施した。調査に協力してくださった高齢者は述べ124人、学生12人にのぼる。心からのお礼を申し上げたい。本調査は「ふまねっと運動」の効果を調べることがまず最初の目的であった。運動後、元気な様子で楽しかったと言ってくれる高齢者たちを見て、心理的に何らかの効果があることを予感した。一過性の気分変化と長期の生活満足感を計る調査を実施した結果、明らかに「ふまねっと運動」をすることによって気分の変化はあるが、それが長期（1年後の調査）の生活満足感に変化をもたらすには至らないことがわかった。週に1回、年間12回の実施では、高齢者の生活に起こる他の心理的要素に打ち勝つことはできない。冒頭に述べた国や地方自治体の高齢者に対する心身の支援の方略で、より質の高いものがより多く高齢者に提供されることが期待される。

第二次調査は高齢者の自尊感情をテーマに実施した。この調査によって自尊感情

が運動後の気分変化に何らかの影響を与えていることは確かになった。しかし、運動が自尊感情に影響を与えているかについては今後の調査を待たなければならない。谷口らは高齢者の社会参加を妨げる要因として、地域の人とうまくやっていけないという自信のなさが社会への参加や活動を鈍らせている。まだまだ社会に役立つという自己有能感（Self-efficacy）を高める地域ぐるみの啓蒙活動や個人の参加への努力が求められると述べている[27]。地域での高齢者対象の運動教室等はこれに重点を置いて企画されなければならない。

　学生との世代間交流を加えた第三次調査では多くの収穫があった。若い人たちと一緒に時間を過ごすことで高齢者には明らかに気分的な高揚がみられた。自由記述に「若い方と交流することは精神的にいいと思います。とても楽しいです」「若返る気分かな」「若い方にエネルギーをもらいました。久しぶりに若い方と一緒にプレーして、とても楽しかったです」などその機会を楽しんでいる様子がうかがえる。また、楽しい時間を持てた体験とともに若者に対するイメージも変化していることが収穫であった。

　参加した学生たちも今までにはない体験をしている。「足踏みを間違えたときに老人たちが盛り上がってくれたこと。不思議と恥ずかしくなくて、楽しくやれました」という記述がある。彼らは学校や教室で失敗することをとても嫌がる。友だちに評価されることを極端に恐れるためである。もちろん「ふまねっと運動」教室でも学生たちは「間違えたらどうしよう」と緊張していた。ただ、間違えることを好意的にみてくれる環境で少し異質の体験をしたのだろう。「自分のコミュニケーション能力が上がった。お年寄りと話すのが楽しいと初めて思った」という記述もみられる。高齢者に対するイメージはポジティブに大きく変化した。あたたかくて愛らしいけど暇で動きも遅く弱い高齢者といったイメージが、たくましくて自立的で明るく積極的な高齢者へとそのピークが変化している。おそらく「ふまねっと運動」というアイテムが高齢者と若者の交流に適していたと推察される。「ふまねっと運動」はスピードや力を要求されるものではなく、若い学生にとっても課題に慣れていないうちは結構難しいと感じさせる。それに真剣に取り組んでいる学生と同じく真剣に学習しようとしているお年寄りは共感し合い、笑い合い、そこからハイタッチなども生まれている。「ふまねっと運動」は今後も広く活用されていくことが予測される。

　誰かが奉仕活動をするわけでなく、参加した者にそれぞれのメリットがある活動

を地域の中で組織していけることが重要である。これらの実践は大学の地域創造研究所、研究員が中心になって実施したが、地域の福祉センターやコミュニティーセンターが積極的に関わってくれ、区役所も講演会の開催などに協賛してくれた。このように地域の輪の中で取り組めたことは地域在住高齢者の支援活動の一つのモデルとすることができるだろう。

【注】
(1) 健康寿命：日常生活に制限のない期間。
(2) 特定高齢者：65歳以上の高齢者で現在は自立して暮らしているが、要支援・要介護になる可能性のある人をいう。
(3) 北澤利一：北海道教育大学釧路校教授。北海道の過疎地域で、高齢者が主体的に取り組むプログラム開発を行うなかで「ふまねっと」運動を作った。著書に「健康」概念を歴史的に追った『「健康」の日本史』平凡社新書（2000年）などがある。
(4) ラダートレーニング：格子状のロープを床に置き、そのマス目を使ってステップを踏むことで、瞬発力や俊敏性を養うトレーニング。

【引用文献】
[1] 内閣府「平成27年度版高齢社会白書（概要版）」2015
    http://www8.cao.go.jp/kourei/whitepaper/w-2015/gaiyou/pdf/1s1s.pdf（参照2016年9月5日）
[2] 厚生労働省「平成27年度簡易生命表の概況」2017
    http://www.mhlw.go.jp/toukei/saikin/hw/life/life15/index.html（参照2016年9月6日）
[3] 浦澤喜一「高齢者の心身機能と運動の意義について」『体力科学』1990、39（1）、pp.41-43
[4] 田中喜代次「運動による認知機能改善　認知機能改善のためのエクササイズを探る――高齢者の認知機能低下に関わる諸因子観察と予防介入による抑制効果の検討」『認知神経科学』2015、17（3+4）、pp.150-154
[5] 岩井浩一、滝澤恵美、阪井康友ほか「地域の介護予防事業における運動プログラム参加者の体力向上効果」『茨城県立医療大学紀要』2008、13、pp.47-56
[6] 峰松亮、後藤尚子、中村浩祥「特定高齢者に対する体力向上プログラムの実施が身体及び精神機能に与える影響」『日本理学療法学術大会』2011、PI2-445
[7] 北澤利一「WalkからWorkへ――『ふまねっと』運動の出自と理念」『看護学雑誌』2008、72（10）、pp.872-880
[8] 重松良祐「高齢者の軽度認知障害を検出するステップパターン」『大学体育学』2016、

13、pp.3-8
[9] 能勢博、半田秀一、市原靖子ほか「インターバル速歩による生活習慣病・介護予防と評価——松本市熟年体育大学の現状と将来」『理学療法学』2009、36 (4)、pp.148-152
[10] 北澤利一、尚和里子、鍵市篤史ほか「歩行機能改善と転倒予防に『ふまねっと』運動をおすすめします」『精神看護』2008、11 (4)、pp.68-77
[11] 金城寿賀子、瀬野佳代「ふまねっと運動の取り組みについて——歩行機能の改善に及ぼす効果」『第34回日本精神科看護学会』2009、第14群、82席、pp.186-187
[12] 竹中晃二「高齢者の運動プログラムに求められる心理学的視点」『日本体育学会大会号』1999、50、p.202
[13] 鍋谷照、徳永幹生、楠本恭久「日本語版主観的運動体験尺度の作成とその適用の試み」『スポーツ心理学研究』2001、28、pp.31-43
[14] 鍋谷照、徳永幹生、楠本恭久「日本語版SEES(主観的体験尺度)プロフィールシートの作成」『久留米大学健康・スポーツ科学センター研究紀要』2002、10、pp.27-36
[15] 林悠子「高齢者における一過性運動の心理的効果」『奈良文化女子短期大学紀要』2010、41、pp.77-86
[16] 岡本秀明「高齢者向けの社会活動に関連する過ごし方満足度尺度の開発と信頼性・妥当性の検討」『日本公衆衛生雑誌』2010、57 (7)、pp.514-525
[17] Rosenberg, M., *Society and the Adolescent Self-image*, Princeton University Press, 1965.
[18] 坂野雄二、前田基成『セルフエフィカシーの臨床心理学』北大路書房、2002
[19] 西山桃代「高齢者の自己尊重感についての一考察——寝たきりで在宅療養中の事例を通して」『大阪市立大学看護短期大学部紀要』2001、3、pp.17-26
[20] 畑野相子、筒井裕子「認知症高齢者の自己効力感が高まる過程の分析とその支援」『人間看護研究』2006、4、pp.47-61
[21] 渡邊裕子、森田祐代、流石ゆり子ほか「看護学生との交流による地域リーダー高齢者のわかものイメージの変化」『山梨県立大学看護学部 紀要』2011、13、pp.27-35
[22] 甲斐一郎「ソーシャル・サポート授受の介入研究(世代間交流が高齢者と高校生に与える影響)」(研究課題番号10670338)平成10~12年度科学研究費補助金基盤研究(C) (2) 研究報告書資料44-5、2002
[23] 守谷国光「女子短大生の老人像」『目白学園女子短期大学研究紀要』1974、11、pp.83-90
[24] 佐藤泰道、長島紀一「老化イメージ (4) 大学生による老人のイメージ」『浴風会調査研究紀要』1976、60、pp.73-76
[25] 保坂久美子、袖井孝子「大学生の老人イメージ——SD法による分析」『社会老年心理学』1988、27、pp.22-33
[26] 松田武美、福田峰子、梅田奈歩ほか「看護学生・高齢者世代間交流による相互学習の取り組みの効果——ライフヒストリーインタビューによる傾聴体験を通して」『生命

健康科学研究所紀要』2015、12、pp.54-61

[27] 谷口幸一、佐藤眞一『エイジング心理学——老いについての理解と支援』北大路書房、2007

第 5 章　高齢者の健康維持と運動
中野　匡隆

はじめに

　国民の体力・運動能力の現状を明らかにし、体育・スポーツ活動の指導と、行政上の基礎資料として広く活用することを目的に「体力・運動能力調査」が昭和39 (1964) 年度から継続的に実施されており、平成27 (2015) 年度の結果によると高齢者の運動能力が向上していることがわかる [1]。特に、75〜79歳の男女と65〜69歳の女性における点数は過去最高であった [1]。高齢化が進み、健康のために運動をする高齢者が増えたことによるものと考えられている。

　わが国は世界的にも例を見ないほどの超高齢社会であり、今後ますます超高齢化が進むことが推測されている。したがって、健康寿命の延伸や介護予防といった高齢者の健康づくりが課題とされている。健康寿命とは健康状態に問題なく日常生活が送れる期間のことであり、一般的には ADL（日常生活活動）によって評価されることが多い。つまり、健康寿命は「自立して暮らせる年数」を示すものである [2]。現在、わが国は平均寿命において、世界で1、2位の長さを誇っている。しかしながら、平均寿命が伸びても健康寿命が延びず、その差が広がり、介護される期間が伸びていることが問題となっている [3]。そこで自立して暮らせる年数を伸ばすことを目的として、様々な試みがされている。特に1994年のFiataroneらの論文により、加齢による体力低下が不可避なものではなく、その多くが運動不足によることが明らかにされ、運動が注目されている [4, 5]。一般的な体力の要素として、筋力、敏捷性、平衡性、持久性、柔軟性などが挙げられる。その中でも、特に筋力と持久力が健康に強く関連していると考えられており、その向上・維持を目的とし、筋力トレーニングやウォーキング、軽いジョギングのような持久トレーニングなどが推奨されている。

　本章では、健康を維持するための運動を実施するための基礎的なキーワードを解

説し、実際に実施した地域での健康教室を紹介したい。

I 高齢者の健康と身体機能

1 体力

体力低下がある閾値を超えると自立した日常生活が困難となり介護状態となる。そのため、一般的に高齢者を対象とした運動指導では、自立して暮らすことができる状態をできる限り長く維持させることを目的とすることが多い。そこで、いくつかの体力要素のなかでも、高齢者の健康に強く関連があると考えられている持久力と筋力について述べる。

(1) 持久力

持久力とは、全身の筋を使った運動を長時間持続する能力のことであり、最もよく使われている指標に最大酸素摂取量が挙げられる。これは1分間あたりに体が消費することができる酸素量の最大値であり、最高心拍数、最大1回拍出量、最大動静脈酸素較差の積によって求められる。最大酸素摂取量は、生涯における最高値を20歳前後で示し、その後加齢に伴って低下し、65歳を超えると半分程度にまで低下する[6]。この持久力低下の原因は、最高心拍数、最大1回拍出量、最大動静脈酸素較差がそれぞれ低下することによって起こるが、高齢者であっても適切な持久性トレーニングを実施すれば、維持または改善することができる[7, 8]。これは、最大動静脈酸素較差の増加に大きく起因するものである。

また、持久性トレーニングの実施期間が長くなれば、最大1回拍出量も増加することも示唆されている[7, 8]。最大酸素摂取量の維持や改善のためには、一定強度以上の運動を実施する必要があるが、運動強度が強くなりすぎると傷害や事故の危険性が高まるため、個人の持久力およびその他の体力を十分に考慮して、適切で安全な運動強度のプログラムを作成する必要があり、高齢者では比較的簡単で安全にできるウォーキングなどが推奨されている[9]。そのため、高齢者の持久力を評価する際には6分間歩行テストや3分間歩行テストなどの簡易なテストがよく用いられている。

持久力を高めるためのウォーキングを始めとする有酸素運動は、心臓、肺などの循環器系の機能を改善し、血管疾患の予防や肥満改善、血糖値管理、血圧管理に有

効であることから推奨されている。また、有酸素運動は脳機能の低下を防ぎ、認知症予防にも有効である可能性も示唆されている。

　高齢者が最もよく実施し、また実施したいという希望の多い運動・スポーツはウォーキング（散歩などを含む）であり、中高齢者に人気が高い。他の運動よりも比較的に簡単に取り組めて、無理なく安全であり、特別な道具や技術、知識もほとんどいらないことから、やり始めることが容易なため広く普及していると考えられる。

　高齢者における一般的な有酸素運動のポイントは、ほぼ毎日の頻度で30分以上の運動を息が上がらず楽だと感じる程度の強度で実施することが勧められている。その際、連続した30分ではなくとも、途中に休憩を挟みながら自分のペースで実施すればよいとされている。無理なく、継続するためには実施時間の長さはあまり気にせずに毎日の散歩感覚で行うと良いであろう。たとえ10分でも、毎日の身体活動量を少しずつ増やすことができれば、生活習慣病等および生活機能低下のリスク低減が期待できる。また、健康のみを目的として、ウォーキングをするよりは、仲間と会話を楽しみながら実施することや、犬と散歩をする、畑仕事をするなど、普段の生活あるいは楽しみとして実施することが望ましいと言われている。

（2）筋力

　筋力はあらゆる身体活動において不可欠なものであり、筋力が低下することは歩行能力が低下する原因となる。そのため、寝たきりになることを予防するために歩行能力に関連する部位の筋力を維持することが重要視されている。一般的に、筋力は加齢によって低下する。しかし、持久力と同様に、高齢者であっても適切な筋力トレーニングを実施すれば、筋力の維持や改善は可能である。そのため、筋力測定で現状を正確に把握したうえで適切な筋力トレーニングを実施することが重要である。筋力測定の方法は様々であるが、最もよく用いられる方法の一つに握力の測定がある。握力計を用いた握力の測定は簡便なうえに、全身の筋力に相関することがいわれているために非常によく用いられている。また、握力が弱いことは自立度低下の危険因子となり、健康指標として握力測定は有益であることがいわれている[10]。また、非自立状態の発生を予測するうえで、握力の測定が有効であることも報告されている[11]。さらに、握力測定は下肢筋力、立位バランス、応用歩行能力までを含めた全身的な体力を反映する有効なテスト方法であることが示唆されている[12]。

高齢者における筋力トレーニングは、適切な方法で実施すれば、非常に有効な健康のための運動である。筋力トレーニングとまとめているが、専門的には筋量と筋力の両方について考える必要がある。しかしながら、高齢者の場合、加齢あるいは不活動な生活によって筋量が減少していくために筋力低下が起こる。一方では、脂肪の量が増えるため体重の変化による筋量の変化には気づくことができない。高齢者を対象とした研究では、被験者の半数以下の者でしか4.5kgの買い物袋を抱えることができなかった。また、筋力トレーニングは通常、普段の生活よりも強めの負荷が身体にかかる。その刺激により骨密度などを維持あるいは増加させることができ、骨粗鬆症への効果も期待される。

　筋力トレーニングの実施については、筋力トレーニングに伴う筋組織の軽微な損傷は回復に48〜96時間を要するために、間の休息日はしっかりととる必要がある。また、週3日を超えて実施しても筋力改善の効果は大きくは伸びないとされている。このようなことから、頻度は週2〜3日程度が勧められている。重量に関しては、意見の分かれるところだが、概ね最大筋力の65〜80％の負荷量で実施するのが目安とされている。主観的な運動強度ではややきついと感じる強度で実施すると良い。回数とセット数に関しては、1日に8〜12回を1〜3セット行うことが目安であり、特にセット数に関しては高齢者では1回でも十分な効果が得られるということもいわれており、まずは1セットから始めていき、その後、徐々に様子を見ながら増加させると良い。しかしながら、このような高重量で実施するためには、トレーニング器具を必要とするため、実施の際は専門家の指導に従い、安全に実施する必要がある。

　通常、高負荷の筋力トレーニングは「筋肥大」によって筋量を増やし、それにより筋力が増加する。しかし、筋肥大だけで筋力の増強が起こるわけではなく、活動電位発生頻度の変調、運動単位の動員数、運動単位の同期性などによって調節される筋収縮の強さにもよる。これらの改善すなわち神経系（脳からの命令が神経を介して筋まで伝わる過程）の改善により起こる。そのため、普段よりも少しでも高めの負荷の運動を実施することにもある程度の効果が期待される。

　また、単純な筋力以外に筋持久力といわれるものもある。筋持久力とは、筋力発揮をどれだけ持続できるかという能力である。筋持久力が、低下してくると少し重いものが長時間は持っていられない、階段の上りがきつい、といったことが起こる。筋持久力を維持・改善するためのトレーニングでは、負荷をそこまで重くする

必要はなく、回数を多めに実施することが効果的である。

　筋力トレーニングは、ウォーキングなどの有酸素運動に比較して簡単には取り組めず、安全性の問題や、特別な道具や技術、知識を必要とするため、なかなか適切に実施する機会に恵まれにくい。しかし、人間も動物であることから「動く」ということは非常に大切なことであり、その根幹をなすものは「筋」あるいは「運動器」であり、これらを維持・改善するためには非常に有効な手段となることは明らかであり、後述する転倒や虚弱の予防にも効果があると考えられる。本格的な高負荷の筋力トレーニング以外でも、自体重、軽いダンベル、ペットボトルに水を入れたもの、ゴムチューブなどの軽い負荷の筋力トレーニングもあり、ポイントは「普段の生活より少しでもいいから高めの負荷」を適度に実施することである。

　さらに、近年になって新たに問題視されていることが高齢者の「栄養失調」である。ここで述べたいのは、筋を作っている大事な栄養素「たんぱく質」についてである。せっかく筋力トレーニングを実施しても、たんぱく質が不足すると、筋は増加しない。それどころか、たんぱく質不足は、筋、血管、免疫細胞などの機能にも影響が及ぶ。高齢者になると健康に気を使って食事を気にする機会が増えたり、独居になると作るのが面倒になったり、バランスの悪い食事になりがちである。また、メタボ対策としてコレステロールを避けるがあまり、肉の食べ過ぎは"悪"というイメージが根付いている。実際には肉に含まれる脂肪が問題であって、脂肪の少ない肉であれば、その問題は軽減できる。また、歯の問題から硬い肉の摂取が難しい場合でも調理方法で解決できる。場合によってはサプリメントであるプロテインを摂取するのも一つの方法である。

　高齢になっても健康に生きるための「筋」を維持するためのポイントは「普段の生活より少しでもいいから高めの負荷」と「たんぱく質の摂取」である。

2　転倒予防

　介護予防の観点から「寝たきり」の高齢者を減少させるためには、転倒を予防することが非常に重要である。これは、転倒による骨折あるいは転倒の恐怖などが要因となり、そのまま寝たきりになることが多いためである。転倒の大部分は日中の屋外での歩行中に発生することが多く、その転倒の1割弱に骨折を伴うことが報告されている[13]。転倒原因には、健康状態やADLなど転んだ人自身に強く関わる要因（内因）と周囲の環境に密接に関係する要因（外因）に分けられる。内因であ

るADL、外因である周囲環境によるつまずき、転びそうになっても崩れたバランスを戻す、などは身体機能が大きく影響していることが考えられる。亀岡スタディによると、転倒リスクは運動機能、低栄養、口腔機能、閉じこもり、物忘れ、うつ傾向、IADL（手段的日常生活動作）、知的能動性、社会的役割の評価指標との間に有意な関連がみられ、特に運動機能低下との関連が最も大きいことを報告している[14]。疾病などによらない転倒の危険因子のうちで体力に関連したものとして、筋力、バランス機能、歩行機能などの低下が挙げられている[15, 16]。特に、下肢筋力の低下が転倒原因として重要視されている。下肢筋力が低下すると膝を持ち上がらないなど、歩幅が狭くなったり歩行時の姿勢も前傾姿勢になってしまったりし、さらにすり足で歩くようになると小さな段差でもつまずきやすくなる。2007年には、日本整形外科学会がロコモティブシンドローム（運動器症候群）いわゆる「ロコモ」の概念を提唱した。これは、加齢に伴う筋力低下、関節や脊椎の病気、骨粗鬆症などにより運動器の機能が衰えて、要介護や寝たきりになってしまうリスクの高い状態をロコモティブシンドロームと定義したものである。これには運動器すなわち歩行機能が人の健康の根幹であるという考えが背景にある。転倒に関連した体力の要素である筋力低下、バランス機能低下、歩行機能低下などの機能はトレーニングによって改善することができるものであり、その有効性が示されている[15]。また、筋力やバランス機能など個別の体力要素だけではなく、それらが複合される歩行能力はきわめて重要である[15]。

3　虚弱（フレイル）

2014年に、日本老年医学会が高齢者において筋力や身体活動量が低下している状態、いわゆる虚弱のことを「フレイル（Frailty）」と呼ぶことを提唱した[17]。これは高齢者が介護状態になるまでの過程において、意図しない衰弱、筋力低下、身体活動量の低下、認知機能低下など健康障害を起こしやすい脆弱な状態を経ることによるためである。同様に、加齢に伴う機能低下（筋力低下）を意味する用語にサルコペニアがある。サルコペニアが筋量の減少を主体としているのに対して、フレイル（虚弱）には、移動能力、筋力、バランス、運動処理能力、認知機能、栄養状態、持久力、身体活動量、疲労感など広範な要素が含まれている点が大きな違いである[17]。また、このフレイルの概念には、高齢者の虚弱状態は「加齢に伴う不可逆なもの」という誤った理解を正し、「適切な介入で再び健常な状態に戻る可逆

表 5-1 標準的な運動プログラム

	ストレッチング	バランス・機能的運動	筋力向上運動
第1期	座位・仰向けで静的・動的な種目	四つん這い姿勢・膝立ち姿勢など重心が低く、支持面が広い運動	座位・仰向け中心のコンディショニング運動（6種目程度）
第2期	徐々に可動域を広げる	座位〜立位にて動的バランス（支持基底面*内で身体重心を大きく移動させる）	立位種目も取り入れ、筋力向上運動（8種目程度）
第3期	立位種目を追加する場合は支持物を使用	立位にて機能的バランス（積極的に身体重心を移動させる）	負荷の漸増

＊ 支持基底面：身体がその重さを支える面のこと。両足立位の場合、左右の足の裏全体を囲む面のこと。
出所：「介護予防マニュアル（改訂版）」[20] より引用。

なもの」という考えが含まれている。このことについては、2,964名への5年間の追跡研究において、運動と栄養によりフレイルを予防できることが報告されている[18]。ゆえに、フレイル高齢者を早期発見し、フレイル予防のために適切な介入をすることで生活機能の維持・向上を図ることが期待されており、そのフレイルの原因となりうるサルコペニアをスクリーニングするためには歩行速度と握力測定が有効であることがいわれている[17, 19]。

II 健康を維持するための運動

1 標準的プログラム

厚生労働省は平成24（2012）年に「介護予防マニュアル（改訂版）」を作成しており、その介護予防マニュアルの第3章に運動器の機能向上マニュアルがある[20]。そこにある数値目標の例として、握力が男性29kg以上、女性19kg以上、開眼片足立ち時間が男性20秒、女性10秒、5m通常歩行時間が男性4.4秒未満、女性5.0秒未満、歩数1日6,000歩が挙げられている[20]。また、標準的な運動プログラムの例が挙げられているので紹介したい。それによると、体力の諸要素を包括的に運動することができるように、ストレッチング・バランス運動・機能的運動・筋力向上運動等を組み合わせて実施することや、プログラムの進行にしたがって徐々に、強度・複雑さが増すようにすると良いことが挙げられている[20]（表5-1〜表5-3）。

表 5-2　1 回の時間配分例

学習時間	運動			学習時間
	ウォーミングアップ ストレッチング バランス運動	主運動 機能的運動 筋力向上運動	クーリングダウン ストレッチング リラクゼーション	
10 分	20 分	40 分	10 分	10 分

出所：「介護予防マニュアル（改訂版）」[20] より引用。

表 5-3　1 回のプログラム例

学習時間	自宅等での実施状況を確認する	運動習慣の定着	10 分
ウォーミングアップ	ストレッチング バランス運動	柔軟性 平衡性	20 分
主運動 （時期によって選択）	コンディショニング運動 筋力向上運動 機能的運動	筋力・筋持久力 生活機能	40 分
クーリングダウン	ストレッチング リラクゼーション		10 分
学習時間	自宅でいつ・どのように実施するのか	運動習慣の定着	10 分

出所：「介護予防マニュアル（改訂版）」[20] より引用。

2　運動習慣と体力・ADL の関係

　日常生活における活動の基本となる歩行について、スポーツや運動の実施頻度がほとんど毎日である者のうち男性 74％、女性 61％ が 1 時間以上休まないで歩くことができ、実施しない者では 1 時間以上休まないで歩ける者が男性 44％、女性 31％ であることが報告されている[21]（図 5-1）。また、更衣動作においても、スポーツ・運動の実施頻度が高いほど「何にもつかまらないで立ったままズボンやスカートがはける」者の割合が多いことが報告されている[21]。

　さらに、新体力テストにおいて実施されている総合的な体力要素を反映した歩行能力の指標である 10m 障害物歩行とスポーツ・運動習慣の関係が分析されている。それによると、スポーツ・運動の実施頻度が高いほど良い記録を示している。また、スポーツ・運動の実施頻度にかかわらず、75〜79 歳の年代になると 65〜69 歳の年代に比べて、記録が大きく低下するが、「ほとんど毎日（週 3〜4 日以上）」実施する者は、そうでない者と比べて低下の度合いが小さくなることが報告されている[21]（図 5-2）。

　くわえて、「平成 27 年度体力・運動能力調査結果の概要及び報告書について」

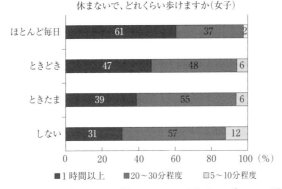

図 5-1　高齢者（65 ～ 79 歳）における歩行とスポーツ・運動習慣

注 1：ほとんど毎日＝週 3 ～ 4 日以上、ときどき＝週 1 ～ 2 日程度、ときたま＝月 1 ～ 3 日程度。
　2：数値は整数で表記しているため必ずしも合計 100％にはならない。
出所：「平成 26 年度体力・運動能力調査結果の分析」より引用[21]。

（スポーツ庁）によると新体力テストの合計点の平均は過去の運動経験による違いは見られず、現在の運動・スポーツ実施状況によることが報告されている[1]。また、ADL テストにおける「1 時間以上歩くことができるかどうか」と過去または現在の運動の実施状況との関係が分析された。1 時間以上歩くことができるとする者の割合が、過去の運動経験ありの者で週 1 日以上運動している場合に 55.4％に対して、過去の運動経験なしの場合でも、現在週 1 日以上の運動をしている者で 53.2％となっており、大きな差がなく、過去に運動経験があっても現在の運動が週 1 日未満の者では 37.5％となり、過去の運動経験の有無では大きな差は見られないことが

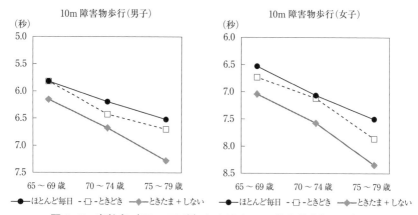

図 5-2 高齢者（65～79歳）における10m障害物歩行の記録とスポーツ・運動習慣

注1：10m障害物歩行とは、スタートからゴールの10メートルの間に2メートル間隔で置かれた6つの障害物（高さ20cm、奥行き10cm、幅1m）をまたぎ越して、スタートからゴールまでの時間を計測する。
　2：ほとんど毎日＝週3～4日以上、ときどき＝週1～2日程度、ときたま＝月1～3日程度。
出所：「平成26年度体力・運動能力調査結果の分析」より引用[21]。

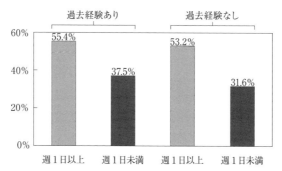

図 5-3 高齢者における過去の運動経験および現在の実施状況と1時間以上歩行できる割合

出所：「平成27年度体力・運動能力調査結果の概要より」引用、改変[1]。

報告されている[1]（図 5-3）。

　これらのことから、現在の運動習慣を構築することが重要であり、過去における運動経験の有無は重要性が低いことがわかる。また、今現在、体力が低かったり、運動の経験や継続がなかったりしても、今から運動習慣を身につけることにより運

動を継続していけば、将来の体力やADLの向上が望めることが考えられる。ゆえに、どんな運動が健康に生きるために必要かを考えることも重要であるが、それ以上に、どのように生涯にわたる運動習慣を構築するかが最も考えなければならないことである。そのためには、無理なく、楽しんで、運動・スポーツや体を動かす機会を作ることが大切である。

III 健康のための運動の実際

1 著者らが実施した運動プログラム

近年では、筋力トレーニングや持久力トレーニングというような従来から実施されていた体力トレーニングの他に、転倒予防や認知症予防のための運動プログラムとして、マス目を使った歩行訓練や複数課題を行いながらの運動（特に認知課題＋運動）が注目されている。具体的には、「コグニサイズ」「スクエアステップ」「ふまねっと運動」などが挙げられ、それぞれ効果が検証されている[22〜25]。

著者らが運動プログラムを実施するにあたり、高齢者の取り組みやすさに重点を置いて考慮した結果、唱歌や童謡などを用いて複数課題を与えるマス目を利用した歩行訓練プログラムである「ふまねっと運動」を採用し、A市のB大学近隣地域において高齢者を対象として実施した[26]。

本プログラムは、主に2か所で月1回1〜1.5時間程度を実施し、それとは別にA市のB大学近隣地域内の各所で不定期に数回実施した。月に1回の運動習慣では、身体機能の改善や維持には効果が期待できないと考え、本プログラムでは、体力の向上よりも楽しんで運動に取り組む習慣を作ることに重点を置いた。プログラムの一例を表5-4に示す。

プログラムの始まりは、運動のためのウォーミングアップを実施するというよりは、全体を通して、楽しく笑える和やかな雰囲気を作るために、ゲーム感覚で楽しめる手遊びなどアイスブレイキングを多用した。その際、「失敗しても良い」「失敗が面白い」ということを意識させるために、左右異なる動きを必要とするものなど失敗をしやすいゲームを取り入れ、テーマが複数課題プログラムであり、失敗しながら上達していく運動学習の要素を取り入れていることを説明した。特に「失敗しても良い」「失敗が面白い」に関する指示については徹底した。主運動である「ふまねっと運動」は運動強度も低く、通常歩行の速度以下であることや待機中はイス

表 5-4　実際に実施したプログラム例

所要時間	項目	内容	留意点
5分	挨拶	挨拶 参加学生の紹介	・体調の確認 ・学生が高齢者の皆さんと関わりやすい雰囲気づくり
10分	ウォーミングアップ	手遊び 座ってできる筋トレ 軽い体操	・アイスブレイクを兼ねて、和やかな雰囲気づくり ・複数課題のゲーム ・体調の確認
20分	ふまねっと運動 （ウォーミングアップ）	ウォーミングアップとしての簡単なステップ	・間違っても良いという雰囲気づくり ・ゆっくり実施するよう心がける ・体調の確認 ・できる限り、一人一人に声をかけるように心がける
40分	ふまねっと運動 （課題ステップ）	課題ステップとしてステップだけ練習した後に ステップ＋唱歌 ステップ＋唱歌＋手拍子	・転ばないように、常に動きを見て、場合によっては、並んで歩くようにする
5分	クーリングダウン 挨拶	軽い体操 挨拶	

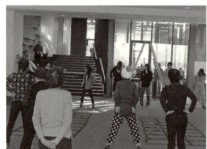

写真5-1　軽い体操の風景

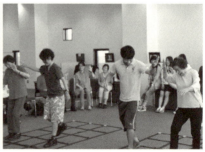

写真5-2　「ふまねっと運動」の風景

　に座っていられることから、一般の運動教室のような入念なウォーミングアップは実施せず、簡単な「ふまねっと運動」をウォーミングアップのかわりとした。
　参加者が楽しんで運動を継続する習慣の構築が目的であることから、運動課題が成功したかどうかよりも、参加者が楽しめて継続したくなるかどうかを重視した。プログラム中は、「声をたくさんかける」「褒める」「笑う」「ゆっくり」「すぐに教えてしまわない」「することを強要しない」などに留意した。他にも、年間を通じて、各回の季節に応じた内容にすることや保健上のアドバイス、自宅でできる運

動、体操、筋トレを紹介するなどの工夫もした。

プログラム中に運動課題に失敗し、不安やネガティブな雰囲気や発言をしている参加者を見かけた場合は「失敗してもよい」などの声かけをすることによってポジティブになってもらうように心がけた。また、課題が成功した際には、成功体験の強化ができるような声かけをすることで、さらにポジティブになってもらえるようにした。

2 著者らが実施した運動プログラムのねらい

近年、幸福が人々のネットワークを介して広がるといった研究をもとに、「人と人とのつながり」が、様々な行動や健康状態に影響を与えていることが注目されている[27]。また、日本人の運動実施理由には「健康を維持するため」と「人との交流のため」が挙げられる[28]。このことは、「健康を維持するため」という活動を始めるきっかけはあったものの、活動を継続する強い要因が「人との交流のため」あるいは活動すること自体が「生きがい」となりつつあることが考えられる。

また、日本では継続的な運動習慣を持つものが少ない傾向にあり、運動プログラムは継続するためには、健康への効果が実感できずとも活動そのものが楽しくて継続したいと思わせる「仕掛け」と「仕組み」が必要であると考えられる[29]。我々が運動指導を実施した「ふまねっと運動」プログラムの参加者は、いわゆる「クチコミ」によって情報を得て、参加した者も多く、「人と人とのつながり」の再構築の一助となる可能性もみえた。社会学・政治学の分野で注目されていたソーシャル・キャピタルの概念が、社会疫学・公衆衛生学の分野においても関心を持たれるものとなりつつある[30]。今後も地域への介入を実施していくならば、個人ではなくポピュレーション（地域・集団）を対象とするため、「まち」に健康的な行動変容を惹起させることができるかどうかという視点が必要になる。

谷口らは、「参加活動よりも地域に対する誇りや信頼度がまちづくり重要度意識との関係が深く、参加活動よりも地域をどうとらえているかということがより強くまちづくりに対する意識と結びついている」ということを報告している[31]。このことは、単純に健康教室などイベントを開催し、個人において介入前後の比較をしても「まち」が健康的な行動変容を起こしたかどうかを評価できないということであり、健康的な行動変容のためには「仕掛け」と「仕組み」を開発・整備することが求められる[29]。

表5-5 2つの教室での体力測定の結果

	性別	年齢	運動習慣	握力（kg）	TUG（秒）
F教室	女性（23名）	75 ± 5	週4回程度	19.37 ± 4.17	7.02 ± 1.13
	男性（ 3名）	79 ± 4	週3回程度	32.00 ± 4.83	6.77 ± 1.48
H教室	女性（16名）	76 ± 6	週2回程度	18.88 ± 2.19	6.97 ± 0.94

3 地域在住高齢者の体力の現状

著者らが2年以上にわたり運動プログラムを継続した主な2か所において、現状把握をするための体力測定を実施した。体力測定の方法を選択する際に、宮原らが報告した高齢者の非自立状態の発生を予測するうえでの握力と最大歩行速度の有用性や[12]、池田らが報告した地域在住高齢者の握力が他部位の筋力のみならず、立位バランスや応用歩行能力までを含めた高齢者の全身的な体力を反映する簡便で有用なテスト法である[11]、ということを参考とした。また簡便性が高いことから、握力測定とタイムアップゴーテスト（TUG）を実施した。その結果を表5-5に示す。

握力は、「平成27年度体力・運動能力調査結果」[1]と比べて見ると若干の低い傾向にあった。しかし、厚生労働省が平成24（2012）年に作成した「介護予防マニュアル（改訂版）」にある数値目標の例である握力が男性29kg以上、女性19kg以上を上回っている[21]。我々が実施した運動プログラムでは、筋力に関わる運動をほとんど実施してこなかったため、妥当な結果である。今後は筋力に関わる運動指導の実施も検討する余地があるかもしれない。

TUGは、中谷敏昭らの報告[32]と比べて見ると概ね「普通」であったといえる。我々が実施した運動プログラムは、月1回の頻度でしか実施していないことや、特別に通常歩行以上に歩行能力を高めるような運動指導はしていなかったため、妥当な結果であったと考える。しかし、主観的ではあるが、特に歩行機能が低いと感じられる参加者においては、徐々に「普通」に近づいているようにも感じた。

2年を超えて継続しているなかで今回初めて簡易に体力測定を実施したことや、参加者の一部が1年ごとに変わることから、実施前と比べて、どのように変化をしたかは明らかではない。しかし、現状としては概ね「普通」の体力であると考えられた。今後も月1回の頻度のまま体力の改善は期待できないが楽しい運動習慣として外出し、他の高齢者や若者と関わる機会は生きがいとして重要であると考える。この機会を上手に活用しながら元気に「普通」の体力が維持できることが望ま

第 5 章　高齢者の健康維持と運動

れる。参加者も楽しみとして継続したいといい、継続を希望している。大学生などの若者も一緒に参加することにより、さらに元気な表情を見せてくれる。このことは、身体機能の維持のための運動も大事だが、スポーツを通じた人間関係、特に若者と高齢者の関わる機会が、高齢者が元気に生きる街を創造するためには不可欠であることを感じさせる。

Ⅳ　まとめと今後の課題

　本章では、健康に生きるための体力の維持を目的とした基礎的な知見を紹介した。適切な運動・スポーツを実施するためには自らの体力の現状を知ることや体力に関する正しい知識を身につけ適切な運動・スポーツを実施することが大切である。また、フレイル状態に陥らないためには普段から活動的であることも重要であるといえよう。しかし、高齢者においては、様々な社会的背景により閉じこもってしまい、活発な生活を送れないこともあるであろう。その対策については社会全体（地域）で取り組まなければならない課題である。

　また、実際に実施した活動として「ふまねっと運動」も紹介した。月 1 回では、身体機能の改善や維持はされない点や、このような参加者募集形式では、健康に興味のある高齢者や通えるだけの「普通」の体力がある高齢者が参加する傾向にある点は今後の課題である。これらを考慮して、体力が低く自ら参加することを選択しにくい高齢者や健康への興味が希薄な高齢者にどのようなアプローチをしていくかが、街全体の介護予防を目指していくための鍵である。そのためには体力改善を目的としたプログラムや運動習慣がない高齢者のための特別なアプローチが必要かもしれない。

　健康のための運動・スポーツというのは、何を実施するかよりもどのように実施させるか、継続させるかの方がより重要であり、難しい課題であると考えられる。社会全体（地域）が運動・スポーツに取り組みやすい環境であることが望まれる。

【引用文献】
[1] スポーツ庁「平成 27 年度体力・運動能力調査結果の概要及び報告書について」
　　http://www.mext.go.jp/sports/b_menu/toukei/chousa04/tairyoku/kekka/k_detail/1377959.htm（参照 2016 年 11 月 1 日）

[2] 牧迫飛雄馬、井平光、古名丈人「健康寿命の延伸と体力の維持・向上のための理学療法」『理学療法』2010、27（4）、pp.5421-5547
[3] 厚生労働省「生命表　平成27年度簡易生命表の概況」2017
http://www.mhlw.go.jp/toukei/saikin/hw/life/life15/index.html（参照2016年11月1日）
[4] Fiatarone, M. A., O'Neill, E. F., Ryan, N. D., *et al.* "Exercise Training and Nutritional Supplementation for Physical Frailty in Very Elderly People", *New England Journal of Medicine*, 1994, 330（25）, pp.1769-1775.
[5] 辻一郎「健康寿命と介護予防」『理学療法の歩み』2004、15（1）、pp.2-8
[6] 東京都立大学体力標準値研究会「新・日本人の体力標準値2000」『不昧堂出版』2000
[7] Lakatta, E. G. "Cardiovascular Regulatory Mechanisms in Advanced Age", *Physiological Reviews*, 1993, 73（2）, pp.413-467
[8] Fleg, J. L., Lakatta, E. G. "Role of Muscle Loss in the Age-Associated Reduction in VO2 Max", *Journal of Applied Physiology*, 1988, 65（3）, pp.1147-1151
[9] 運動基準・運動指針の改定に関する検討会「報告書——健康づくりのための身体活動基」2013
[10] 石崎達郎「長期プロジェクト研究報告書　地域在宅高齢者の健康寿命を延長するために」東京都老人総合研究所2000、pp.94-103
[11] 池田望、村田伸、大田尾浩ら「地域在住女性高齢者の握力と身体機能との関係」『理学療法科学』2011、26（2）、pp.255-258
[12] 宮原洋八、竹下寿郎「地域高齢者における運動能力と健康寿命の関連について」『理学療法学』2004、31（3）、pp.155-159
[13] 新野直明、小坂井留美、江藤真紀「在宅高齢者における転倒の疫学」『日本老年医学会雑誌』2003、40（5）、pp.484-486
[14] 桝本妙子、山田陽介、山田実「地域在住自立高齢者における転倒リスクの関連要因とその性差　亀岡スタディ」『日本公衆衛生雑誌』2015、62（8）、pp.390-401
[15] 鈴木隆雄「転倒の疫学」『日本老年医学会雑誌』2003、40（2）、pp.85-94
[16] 古名丈人、島田裕之「高齢者の歩行と転倒——疫学的調査から」『バイオメカニズム学会誌』2006、30（3）、pp.132-137
[17] 荒井秀典「フレイルの意義」『日本老年医学会雑誌』2014、51、pp.497-501
[18] 川畑輝子、武見ゆかり、村山洋史「地域在住高齢者に対する虚弱予防教室による虚弱および食習慣の改善効果」『日本公衆衛生雑誌』2015、62（4）、pp.169-181
[19] Chen, L. K., Liu, L. K., Woo, J., *et al.* "Sarcopenia in Asia: consensus report of the asian working group for sarcopenia", *Journal of the American Medical Directors Association*, 2014, 15, pp.95-101
[20] 厚生労働省「介護予防マニュアル（改訂版）」
http://www.mhlw.go.jp/topics/2009/05/tp0501-1.html（参照2016年11月1日）
[21] 文部科学省「平成26年度体力・運動能力調査結果の概要及び報告書について」

http://www.mext.go.jp/b_menu/toukei/chousa04/tairyoku/kekka/k_detail/1362690.htm（参照 2016 年 11 月 1 日）
[22] 国立長寿医療研究センター「コグニサイズとは？」
　　　http://www.ncgg.go.jp/cgss/department/cre/cognicise.html（参照 2016 年 11 月 1 日）
[23] 神藤隆志、角田憲治、相馬優樹「地域在住女性高齢者のスクエアステップを中心とした運動教室参加による体力への効果の規定要因」『日本老年医学会雑誌』2014、51 (3)、pp.251-258
[24] 飯田康平、村田伸、井内敏揮「二重課題が地域在住高齢者の歩行パラメータに及ぼす影響」『ヘルスプロモーション理学療法研究』2016、6 (3)、pp.127-131
[25] 尚和里子、北澤一利、平岡亮「大学生と地域住民の連携により生まれた介護予防運動『ふまねっと』について」『保健の科学』2007、49、pp.145-148
[26] 澤田節子、肥田幸子、尚爾華「地域在住高齢者の健康維持活動支援に関する調査」『東邦学誌』2015、44 (2)、pp.117-139
[27] Fowler, J. H., Christakis, N. A. "Dynamic Spread of Happiness in a Large Social Network: longitudinal analysis over 20 years in the Framingham Heart Study", *British Medical Journal*, 2008, 337, a2338.
[28] SSF 笹川スポーツ財団「スポーツライフ・データ 2004 スポーツライフに関する調査報告書」2004
[29] 種田行男「運動習慣を形成・継続するための仕掛けと仕組み」『保健医療科学』2009、58 (1)、pp.19-25
[30] 木村美也子「ソーシャル・キャピタル――公衆衛生学分野への導入と欧米における議論より」『保健医療科学』2008、57 (3)、pp.252-265
[31] 谷口守、松中亮治、芝池綾「ソーシャル・キャピタル形成とまちづくり意識の関連」『土木計画学研究論文集』2008、25 (2)、pp.311-318
[32] 中谷敏昭、芳賀脩光、岡本希、車谷典男「一般在宅健常高齢者を対象としたアップアンドゴーテストの有用性」『日本運動生理学雑誌』2008、15 (1)、pp.1-10

第6章　指導者がもつ健康の運動指導上の位置づけ
——高齢者と青少年対象の指導者の事例をとおして

木野村　嘉則

はじめに

　スポーツ活動や運動による健康づくりは、生涯教育の一部として重要な位置を占めている。また、文部科学省の「体力・スポーツに関する世論調査」(2013年1月調査)[1]の結果では、国民が運動・スポーツを行った理由として「健康・体力づくりのため」を挙げた者の割合が56.4%、「楽しみ、気晴らしとして」が49.0%と高く、以下、「運動不足を感じるから」(43.8%)、「友人・仲間との交流として」(32.3%)などの順となっている。このように、運動を行う人にとって健康づくりは重要な動機となっている。

　同調査によると、運動を行おうとする際に、20代～70代以上の人で運動に関する何らかのクラブや同好会へ加入している人は16.2%であり、スポーツクラブや運動教室、健康づくり教室などといった機会を利用して継続的に取り組むことは一般的な方法の一つであると考えられる。こうした機会を利用する場合には、指導者や一緒に運動を行う参加者とともにスポーツ活動や運動に取り組んでいくことが特徴となる。

　そして、同調査では、運動やスポーツを行うにあたって、どのようなスポーツ指導者が必要だと思うかについて、「スポーツの楽しみ方やスポーツへの興味・関心がわくような指導ができる人」を挙げた者の割合が51.9%と最も高く、以下、「健康・体力つくりのための運動やスポーツの指導ができる人」(40.7%)、「年間を通して定期的に指導ができる人」(25.6%)、「障害者や高齢者のスポーツの指導ができる人」(21.0%) などの順となっている。年齢別にみると、「健康・体力つくりのための運動やスポーツの指導ができる人」を挙げた人の割合は30歳代から50歳代で高いものとなっていた。

　このように、運動やスポーツを行う人の指導者に対するニーズは広く調査されて

いるが、健康づくりの運動指導者がどのような目標のもと指導を行っているのかに関する調査・研究は管見の限り見当たらなかった。また、健康教室の指導者ではなく、何か特定のスポーツ種目を行うことを指導しているスポーツ指導者の指導目標に関する研究の中にも、健康に関する目標に触れた研究は見当たらなかった[2〜5]。

　前者に関しては、もともと健康づくりための教室での指導であるため、健康づくりが指導目標となっていることは前提条件となっており、指導目標に関する調査が行われていないことも考えられる。しかしながら、たとえば高齢者を対象とした運動教室においても、高齢者は指導者に対して健康づくりだけではなく、スポーツへの楽しみ方など多様なニーズを表明している[1]。そのため、運動教室の指導者がどのような指導目標を有し、その中で健康づくりが他の目標とどのような関係で取り組まれ、達成が目指されているかに関する情報は、こうした運動教室の指導者を目指す人にとって有益となり得る。

　一方で後者に関しては、教室への参加者が主に青少年であり、勝利志向性が強いかどうかや、競技スポーツ指導の教育効果について関心が寄せられていた[4, 6, 7]。一般的に、この年代のスポーツ指導に際しては、指導目標として健康に関する目標を表立って上げることは少ないと考えられる。しかしながら、徳永と橋本[8]は中学生から大学生を対象とした健康に関する調査において、運動を行う習慣がある生徒、学生ほど健康に関する自己評価が高くなることを報告しており、難波ほか[9]は女子大学生の全身持久力に小学生から高校生までの間における少なくとも3年間以上の継続的なスポーツ活動経験が影響することを報告している。これらの知見は、少年期からのスポーツ活動が長期的に健康へ寄与することを示唆している。

　さらに、森[10]は健康に関する指導において、「生涯を通じて自らの健康を適切に管理し、改善していく資質や能力を育成する」ために小学校体育、中学校・高等学校保健体育の保健の学習が中核となりながら、学校・家庭・地域が連携し、推進することが重要と述べている。このことから、地域でスポーツや運動を指導する指導者も子どもたちが生涯を通じて自らの健康を適切に管理し改善していく資質を育成することやこれらの能力の育成に寄与することを指導目標の一部とすることは重要な課題となり得る。

　しかしながら、地域でのスポーツ指導に際しては指導の前景に健康づくりが挙がることは少ないと考えられるため、健康づくりへの目標だけを単独で調査したとしても、指導者が深く健康づくりについて自身の考えを表明できるかどうかに疑問が

残る。そのため、健康づくりについて配慮されているのかについては指導者が何を目標に指導しているのかについて聞き出しながら、その目標がどのように健康づくりと関連づいているかを考察することや、指導者自身に自らの指導が健康にどのように貢献しているかについて掘り下げて考えることができるよう配慮しながら調査を進めることが必要となろう。

そこで、運動やスポーツ活動による生涯にわたる健康づくりに関する資料として、高齢者を対象とした運動指導者と少年期のスポーツ指導を行う指導者を事例として、彼らの指導目標およびその指導の中での健康づくりの位置づけについて報告を行うこととする。高齢者を対象とした指導者による健康づくりに関する取り組み方の報告は、高齢者の有する多様なニーズをどのように満たしながら教室を運営しているかについて考える資料となり得る。子どもたちを対象とした指導者による健康づくりに関する指導についての情報は、今後の我が国の青少年のスポーツ環境の在り方について考える資料となると考えられる。そのため、これらの報告は運動の指導者を目指す人にとっても参考となるものであろう。

Ⅰ　運動指導者への調査

1　調査対象事例

高齢者を対象とした運動指導者としてA市内において「ふまねっと運動」[11]を用いた健康教室を継続的に行っている指導者1名（以下、指導者S）を対象とする。また、少年期のスポーツ指導を行っている指導者として、A市内にて小学生を対象にサッカーのクラブチームを指導している指導者1名（以下、指導者T）を対象とする。

高齢者を対象とした運動指導者Sは、スポーツ科学を専攻とする大学教員であり、健康や運動に関する専門的な知識を有する指導者である。健康教室での指導に関連した資格として、ふまねっとインストラクターの資格を有している。また、小学生を対象としたクラブチームの指導者Tは健康に関する分野を専攻としておらず、サッカーではなく他のスポーツの競技経験を有している。平日は会社員として勤務しながら休日にサッカーの指導を行っている。クラブチームでの指導に関連した資格として、日本サッカー協会公認D級コーチ、4級審判員のライセンスを有している。

2　調査方法

　調査対象の指導者に対して半構造化インタビュー法に則って調査を行った。インタビューに際する具体的な質問内容は、①指導者自身のキャリア、②指導者の指導上の目標や目的、③指導内容における健康の位置づけの3点であった。具体的には、高齢者を対象とした運動指導者には指導内容、指導目標について聞き取り、さらに、特に健康づくりについてどのように取り組んでいるかを中心として聞き取りを行った。小学生を対象としたクラブチームの指導者にも同様な聞き取りを行いながら、特に自身の指導と健康づくりとの関係や、子どものスポーツ活動における健康づくりへの寄与について考えてもらうように促して聞き取りを行った。

　対象の詳しい記述に際しては、聞き手の現場感覚や生成的視点が重要となる[12]。本調査の聞き手は、対象者Sと同じくスポーツ科学を選考とする大学教員であり、過去に高齢者の健康づくりを目的とした運動教室にて講師をしていた。また、陸上競技を専門領域として、選手およびコーチとして全国大会入賞の実績を持っていた。このことはインタビューの聞き手が対象者の語りを深く理解しながら、語りを引き出しやすくしたと考えられる。

　インタビューは2016年8月から9月に行い、インタビュー時間はいずれの対象者も1時間から1時間30分程度であった。またインタビューはそれぞれの対象者から指定された場所で行った。インタビューの内容はすべてデジタルカメラを用いて撮影・録音した。

Ⅱ　それぞれの指導者への調査からみえたもの

1　高齢者の健康教室指導者の事例

（1）指導者Sの運動指導への動機づけ

　本節では高齢者の健康教室指導者への調査結果の要約を記す。本章で対象事例とした指導者は前記した通り、本務として大学教員を行いながら健康教室にて指導者を務めている。指導者SはM施設にて60歳以上の高齢者を対象とした年間30回程度の「ふまねっと運動」を用いた健康教室にて指導している。この教室は2014年度からスタートしており、65〜85歳の参加者約35名が参加している。また、2015年度から別の「ふまねっと教室」でも指導を行っており、こちらは65〜85歳の約20名が参加し、K施設にて教室を開催している。どちらの教室においても、

学内の複数の教員が関わりながら指導を行っている。指導者Sはこの中で中心的に指導に当たっている指導者である。

この際、指導者Sは教室での指導にボランティアにて従事している。そこで、仕事とは別にこうした健康教室を始めたきっかけについて話してもらった。以下は指導者Sの語りの要約である。なお、以下では指導者の語りは〈 〉にて示し、調査者の補足を（ ）にて示している。

〈M施設での指導については学内の教員から声をかけられて、研究助成による研究活動で健康教室を行うことを打診されました。ここに関しては、学生のときから、高齢者の指導現場に関わっていたこともあったので、この活動に貢献できると思いました。

あとは、高齢者に関する分野は、今後重要なものになるという想いもあります。教室を開催することで、このことに学生も関わっていくことができないだろうかとも思っています。学生の中には、大学生活4年間で、授業とアルバイト以外に何をやっていいかわからないという人がたくさんいます。たとえば部活というような居場所や、特定の自分がやりたくて取り組むことがない学生です。このような学生たちも教室に関わることで、活躍したり、多様な経験を積む場になるのではないかなという狙いもあって、みんなで一緒にやっていこうと思いました。〉

このように、指導者Sが高齢者の健康教室を始めた動機は健康づくりに関わりたいということ以外にも、自身の研究や学内業務、過去の経験との関連や、学生の学びへの貢献といったものが含まれている。参加者と関わる中で、参加者だけではなく、教室に関わっている多様な立場の人にとって有益な場となることを目指していると言えよう。

（2）参加者に望んでいる変化

そこで、次に参加者には教室に来ることでどのような変化が起きたり、どのような状態になることを望んでいるのかについて尋ねた。

〈（教室の参加者として）笑って、楽しんでほしい。生活が平坦で、特に大きなイベントごともない人もたくさんいると思います。そういう人に、たとえば月に1回

の楽しみとして、楽しいって思える瞬間となったらいいなと思います。そういうイベントごとみたいなことがあった方が、生きがいになると思います。

　健康にいいことをしようとする方向性ではなく、元気になることをしようとする方向性で、健康教室を開催できたらと思います。最初は「健康になりたいから来る」という動機づけによって参加者は来ているのかもしれない。しかし、そうではなく、ここの場自体が楽しいから、これをやるために来ていますというふうに転換したい。長い目でみるとそれが健康づくりに貢献すると思います。

　また、指導者の補助として学生を関わらせたいです。学生に指導に関する経験を積ませながら、高齢者も若者と触れ合いながら楽しく過ごせて、お互いが刺激を受けることができると思います。学生は高齢者が笑っているのを見ると、自分も笑えて楽しいなと思えるのが一番いい。世代が離れた人との付き合い方、話し方、場の空気の察っし方を身につけてもらえる場になるといいかなと思います。学生は授業に参加して単位を取って卒業していくけれども、それだけでは得られる成長に限りがあります。「教室をどう運営するか」、「どう地域と関わっていくか」といったところをテーマとして考えていく経験の中には、多くの学びがあると思います。〉

　指導者Sの語りからは、健康教室への参加者にとっての「健康のため」という教室そのものの目的は、直接意識して達成するものではないという考えが表明されている。参加者に対して、元気に過ごすことや、楽しく笑って教室へ参加することが生活の中でのイベントごとになって、この教室が生活のハリを生み出し生きがいとなるように、教室を高齢者の生活の中に位置づけようとしている。このことは参加者が健康のためという外発的な動機ではなく、その場自体に参加したいという内発的な動機づけを持てるようにという配慮であろう。こうした取り組みとすることで、結果として長く継続して運動に取り組んでいけることを狙っている。そして、健康教室に関わる学生に対しては学生自身が経験を積むことに加え、学生が高齢者と関わることによって、さらに高齢者が笑ってくれるように工夫するなど、双方に良い影響が出るように配慮しようとしていることがうかがえる。

（3）参加者への健康づくりとしての心がけ
　ここで、健康教室の本来の目的である、健康に関する参加者への配慮にはどのようなことがあるのかについて語ってもらった。

〈基本的なやり方として、「ふまねっと運動」のステップができているとかできていないというのは大したことではなくて、その際に、否定をすることをしないということを心がけています。ステップができていなくても、「できなかったねー、じゃなくて、あぁ割とできてたじゃないですか、とか。まぁまぁでいいんじゃないですか。間違えたからすごく今脳にいい刺激が入っていますね。すごく今体にいい効果があったと思いますよ」って言って、ポジティブな言い方をするようにしています。そしてミスがあろうと、にぎやかな人がいたとしても、何かと笑わせるようにしています。とにかく「楽しい」と「笑う」という2つを達成するようにしています。参加者がたとえば20人くらいいると、絶対どこかで静かにシュンとしている人が出てきて、そういうのは見つけ次第何とか笑わせにいきます。

「ふまねっと運動」のもともとの目的は、認知症予防とか歩行機能改善とかそういう効果を狙ったものとして論文では紹介されています。また、もちろん運動は健康に対して何らかのプラスの効果があるであろうということは意識しています。しかし、現状、月に1回程度の教室でどこまでそういう効果が得られるのかということを突き詰めて考えると、それだけでは足りないのではないかと感じる状況にもあります。また、単純に言われている運動が体にいい（効果がある）ということだけを狙って運動をするとしたときに、そういうことのためにやる「筋トレ」なり「ウォーキング」なり、「ふまねっと運動」なりは、それ自体としては楽しいのかなと疑問に思うところがあります。そうではなくて、運動することや、教室に来ること自体が楽しいという状態であることが、元気に生きていくことにつながるのではないかと感じます。そういう意味では健康をもしかして意識していないかもしれないですね。〉

指導者Sは、たとえば「ふまねっと運動」にて報告されている認知症予防や歩行機能の改善への効果のような、運動自体の健康への効果についてはそういう効果があること自体を知識として収集し、この運動を利用している。そのため指導に際して、「ふまねっと運動」による認知機能への効果は多重課題による刺激によってもたらされることを理解しているため、「ふまねっと運動」の成否という見た目の結果ではなく、多重課題に真剣に取り組もうとしている姿勢がもたらす内的な刺激という、多重課題に取り組むことによる身体への効果を引き出そうとしている。しかしながら、実際に教室で参加者と関わるときにその効果についての期待は大きな

ものとはしていない。教室の開催回数が少ないこともその理由に挙げていたが、それに加えて、指導者Sは健康のためにする運動という、運動を薬のように処方したとしても運動をすること自体に楽しさがなければ受動的にしか取り組んでくれず、それよりは楽しく能動的に参加することが長い目で見たときに重要となると捉えているためであろう。

　リハビリテーションやスポーツの筋力養成、健康づくりなど、運動を媒介として筋力などに効果を得ようとする運動に関して金子[13]はこのような運動を媒介運動として「動きたくて仕方がないような内的衝動から出現するものでもないし、動こうとする主体の内在的論理を起点として生じるものでもない」と述べている。たとえば「ふまねっと運動」について、そこで行う運動自体について考えてみると、この運動は床に敷かれた網を習熟度に合わせて決められたステップに加えて、多重課題として手拍子や歌などを同時に歌いながら歩いていく運動となっている。この運動自体には目的が内在されているわけではない。もし、認知症予防や歩行機能の改善への効果を目的とするのであれば、他の多重課題運動によっても同様の効果が期待されるため、「ふまねっと運動」以外の運動に取り組んでもよいこととなる。

　そのため、たとえばサッカーをする子どもたちにとってのシュート動作のような、その動作自体をしたくなったり上達したくなったりといった衝動に駆られるものではない（金子[13]）。加えて、サッカーを行う以上、シュート動作はそのバリエーションはあるものの、シュート動作に熟達することは他の動作には代えられない必須の課題となる。したがって、健康や科学的な効果を得ることを狙って、ある多重課題運動に能動的に取り組み続けるには、スポーツ動作よりも、その運動に取り組む場面や状況に継続したくなるような理由や工夫がより求められるのではないだろうか。そのため、「ふまねっと運動」の考案者である北澤[11]は参加者たちが相互に失敗して笑いあったり、成功して褒めあったりといったコミュニケーションを行っていくことを大事にしている。これらのことは指導者Sが「ふまねっと運動」を利用した教室の運営に際して、運動すること自体や教室に来ること自体を楽しむことで元気になってほしいという高齢者への健康観と一致するものであり、こうした健康教室にて指導者を行う場合に重要な観点になると考えられる。

（4）指導者の補助として参加する学生へのアプローチ
　この教室には指導者Sたちだけではなく、学生も指導者の補助役として参加を

していた。指導者Sは参加者の高齢者だけではなく、学生に対しても教育的な効果を得ることができるように配慮したいと強く語っていた。そこで、上述したような教室となっていくために、学生に配慮したり求めていることについても語ってもらった。

〈学生にも参加者と同様に楽しんで笑ってほしいと思っています。ただ、特に初めて参加したような学生などは勝手がわからないところがたくさんあると思います。なので、「とにかく大きな声で笑っておけばだいたい大丈夫だよ」と伝えて参加してもらうようにしています。学生一人で運営させるなら別の話だと思いますが、私たちのような指導者が何人かいる中で補助として参加しているので、大きな声で笑っておくことと、こちらが笑っていなければ相手も笑ってくれないんだよということを伝えています。細かい内容に関する指導はその都度、私たちが行いながら指示をしていくことにしています。だから、たとえば体調が悪いとしても必ず笑いなさいと伝えています。高齢者の中には耳が遠い人もいらっしゃいます。そういう人たちにとって、大きな声で笑ってくれたり、はっきりと大きな声で話してくれることは非常に嬉しいことだから、そこを意識するようにと伝えています。現状では、指導自体は私たちが行っているので、参加する態度の部分だけに注意をしてもらうようにしています。〉

指導者Sは、健康教室で高齢者が楽しむことに集中できるよう、学生自身にも笑って元気に過ごすことを求めていた。その際には、「体調が悪いとしても笑う」といったような指導者としての態度を養成することで、元気を生み出す教室の運営が達成できることを伝えている。学生にあくまで指導者側として参加することを求め、将来こうした立場に立ったときの姿勢を伝えようとしている。このようにして、仮に体調が悪くとも指導者として「笑う」という姿勢を常に保って参加することによる正の効果があるとしている。それは、姿勢を保っていることで、高齢者が嬉しい感情を表明してくれたときに学生も嬉しいと思うだろうということである。こうした態度を求めることは、さらにこうした態度で指導者として取り組んでいこうという意欲が学生に生まれることを狙っている。つまりこのことで、学生と高齢者の間の関係でさらに笑顔が増え、健康教室の活気が高まるといった相互作用を狙っていることが示唆される。

本事例をまとめると、健康教室では健康になることを目指すが、その際に目指すのは教室への参加自体が生活を豊かにし、QOLを高める場となる方向での健康づくりとなることであった。健康への効果として、生理学的、解剖学的な観点から考えられた運動プログラムの場合には、健康への影響を狙う場合にはその負荷特性を考慮しながら、運動量や実施回数などの調整を行うこととなる。そのため、この観点からだけプログラムを考えてしまうと、得てして単調で単純な繰り返しへと陥ってしまう可能性がある。しかし、実際の教室運営に際しては、参加者同士の相互のコミュニケーションによる心理的な効果に着目していくことが重要となり、その際の指導者に求められる態度として参加者を楽しませて元気にさせる工夫が必要となることを示している。そして、そのような指導者養成のためには健康への知識にあわせて、笑顔で接することというような態度の養成を重視すべきであることを示唆している。

2　小学生のクラブチーム指導者の事例

（1）指導者Tが運動指導を始めたきっかけと継続できている動機づけ

　本節では小学生のサッカークラブでの指導者Tへの調査結果の要約を記す。本章で対象事例とした指導者は前記した通り、平日に会社員として勤務し、土日に小学生にサッカーを教えている。2013年度からサッカーを教え始め、2014年度からクラブチームを立ち上げている。参加者として毎年10〜20名程度が参加している。クラブチームでは指導者Tが中心となって指導を行いながら、現在は他に2名のコーチと一緒に指導に取り組んでいる。

　最初に指導者Sと同じく、指導を始めた動機について話してもらった。指導者Tの語りの要約を示していく。

　〈サッカーの指導を始めた動機は自分の息子が小学生のときに、サッカーを一緒にする仲間を集めることが最初でした。そのときにはクラブチームではなく、土日に近所の小学生と一緒にサッカーをして遊んでいる状況でした。そうしていたら、親御さんからクラブチームを立ち上げていただけませんかとお願いをされたのがきっかけで、1年後にクラブチームを立ち上げました。〉

　また、それに加えて、休みがなくなってしまう状況の中で指導者を継続できてい

る理由についても話してもらった。

〈たしかに（このように毎週の土日にクラブチームの活動を行うことは）、土日がすべて潰れてしまい、休みがなくなってしまう。家族や周囲にも影響を与えていて、ちょうど今年、次男もクラブを卒業するタイミングです。引き際をいつにしようかとは考えるのですが、新しく加入してくるその子たちも面倒を見る責任があるかなと思うと引き際がわからないところがあります。ただ、そうは言っても、（クラブチームを）継続できているのは、私が子どもを好きということだと思う。土日限定という形であればやれないことはないし、土日にサッカーをするというスタイルが生活の中に組み込まれていて、自分の精神的な健康のために必要なものとなっています。〉

このように、指導者Tは最初、息子がサッカーする場を増やすことが動機となっていた。しかし、チームで関わる保護者に頼まれることでクラブチームを立ち上げることになり、今ではサッカーを行うことが自分の精神的な健康に欠かせない生活の一部となっていることがわかった。

(2) 指導者Tの指導目標
こうした状況の中で、活動しているクラブで子どもたちにサッカーを教えるときの目標について話してもらった。

〈目指すものを一つ挙げるなら、中学生になってもサッカーを続けたいと思ってくれたり、サッカーを楽しいと思う子を増やしていきたいって思っています。あとはサッカーをやっている以上は、そこを通じて、よく考えて行動できる人、周囲に感謝できる人になっていってほしいと思います。また、そういう成長を見ているのが僕自身楽しいのかもしれません。こうしたことが、子どもたちが長くスポーツを継続できたり、大人へと成長していったときにも、様々な場面でいい効果を生むと思っています。〉

指導者Tは子どもたちへの目標として、サッカーへの意欲を高めることや、人格的な成長を楽しんでいた。このことは、勝利志向性や、競技スポーツ指導の教育

効果について [4, 6, 7] などが指導目標としての関心が強い先行研究と同様の報告であり、特に教育的な効果について意識しながら取り組んでいた。一般的に、この年代のスポーツ指導では指導目標として健康づくりに関する目標が表立って挙がることは少ないと考えられる。そこで、特に健康づくりについて自身の指導が貢献していると思うか、また、どのような健康に貢献すると思うかについて話してもらった。

(3) サッカーの指導の健康づくりへの効果

次に、特に自身の指導が子どもたちの健康づくりに対して貢献していると思うか、また、どのような健康に貢献していると思うかについて語ってもらった。

〈健康は一般的には病気をしないとかそういうことかもしれませんが、身体的には人それぞれ色々あって、たとえば生まれながら体が弱い人もいます。しかし、そういう人が不健康なのかというと違う気がしまいます。どちらかというと心かなと思います。他人と話すのが怖くなってしまったりとか、他人を傷つけてしまうというような人は心の病気で不健康だと思います。そういう状態に陥らないようになってほしいと思います。

病気をしないということについてはあまり具体的にどれくらい、どんなふうに病気になりにくいのかはよくわかりませんが、感覚的に運動をして体力を高めた方がいいような気がします。体力づくりってところに関してはサッカーというスポーツがある程度、走る距離も長い激しい運動なので、特に意識していなくてもそういう体力はつくと思います。

心(人格的な成長)に関しては、指導に際しても気を遣っているつもりです。周囲に感謝できるようにというのは、人を傷つけないというところにつながってくるだろうし、楽しくみんなでやるというところは、他人と話すのを怖がらないようになるという効果があって、特にサッカーは団体スポーツなので、少なからず寄与しているかなと思います。そういう他人とのコミュニケーションのところは指導に際しても大事にしていて、そこをないがしろにする発言があったときには子どもたちに考えてもらうようにしています。〉

指導目標として、指導者Tは子どもたちの健康を向上させる作用を、クラブチー

ムの活動が有しているとの考えを持っていると読み取ることができる。このように指導目標の前景になくても、健康になることに貢献していると指導者が考えており、健康への配慮がなされている可能性がある。そして、健康に対して、とくに人格的な特徴が影響すること、さらにこの特徴についてサッカーに取り組みながら考えることでよい変化が得られると考えていることがわかった。

（4）健康であることのスポーツへの効果

　次に、指導者Tの語りから、サッカーが健康づくりに貢献しているかではなく、反対に健康づくりや健康であることがサッカーやスポーツの上達に影響するかについてまとめた。

〈サッカーに関して言えば、たとえば、周りのことを考えられない子は、たとえテクニックはあっても、試合で上手く力を発揮して活躍するのが難しいと思います。サッカーは瞬時に判断する場面が多いし、周囲のことを考えて行動できるようになっていないと、予測や判断が難しいと思います。

　そして、感謝ができない人は、サッカーに限らずですが、それができない子は周りから見放されると思います。正直言って、一人ぼっちになっちゃう。そういうふうになってしまうと、もう上達とかそういう話じゃなくなってくる。

　そのため、そういう姿勢や考え方はサッカーの上達に大事だと思います。たとえば脚が遅いことは不利に思うかもしれませんが、サッカーでは必ずしもそうとは言えない部分もあります。足が遅い分、そういった中でどうプレーしたらいいのかを、脚が速い子よりも普段から向き合ってプレーできるようになる可能性があります。脚が遅いからこそ、他人より早く判断をしようとしたり、丁寧にボールを扱おうとしたり、動き出しを速くしようとしたりという工夫をせざるを得なくなって上達できるのではないかと思います。そして小学生なので、これから成長とともにスピードがついたときに、そういった過去の経験が強くプラスに働くのではないかと思います。だから、体力とか技術とか、そういったことだけではなくて、考え抜いたり、周囲に感謝できたりといったことが大事になるのだと思います。〉

　指導者Tは、特に心の健康をサッカーに非常に重要となる要素として挙げ、特に考えることができることと、周囲に気遣いができること、感謝できることについ

てが重要になると指摘している。

（5）サッカーをつうじて人としての成長の促進を
　心の健康がサッカーに強く影響すると指導者Tが捉えていた。そこで、特にこうした、考えることと、気遣いや感謝できることについて、再度、指導に際してチーム内で大事にしていることを考えてもらい、話してもらった。

　〈ともかく自分たちで考えさせることを大事にしています。サッカーというスポーツは自由度が高くて、パスを右に出すか左に出すかどっちが正解というのは、すごく難しい。あくまで結果が出てくるだけで、その結果が悪かったからと言って、そのことがイコール失敗かというとそうではないと思う。プレーの判断をさせて、出てきた結果について振り返る。そういうことを繰り返しやることを大事にしています。なので、結果としてプレーが失敗に終わったとしても、その子が自分で、どういうことを基に、こういう理由でこうプレーしたんだと言えるようになってくれたらと思います。
　考えて行動するということの練習の一つとしてサッカーノートを通じたやり取りを大事にしています。ノートに練習や試合についてまとめながら、自分で考えるということを強く求めています。なので、こちらから質問をしたときにも、時間はかかってしまいますが、子どもたちが答えを出すまで我慢して、こちらから答えを言わないようにしています。だから、たとえば、試合の中でこういうところがダメだったね、じゃあこういうふうにするといいよって全部指示したりはしないです。1週間後の練習までにしっかり考えてノートを書いてくることを求めています。
　感謝をすることについては、何度も折を見て伝え続けています。最近は、まずは周囲の人に先に挨拶をするように促しています。小学生なので、まだ自分でなかなか判断がつかなかったり、考えられないときはたくさんあると思うので、その都度話をしていきます。
　仮に怒らなければならなくなることが起きたときに、本当は個別に指導する方がいいのかもしれないですが、みんなに考えてもらいたいのでみんなの前で一緒に考えるようにしています。しかし、こういうことができるようになるのは簡単なことではないので、じっくりやるしかないと思っています。あと、ここに少し関連して、相手の立場に立って他人のことを考えられるようにというのも大事にしてい

て、このことについては一人の子が色んなポジションでプレーするということも、このためだけにやっているわけではないですが、取り入れています。〉

　子どもたちがサッカーノートを書いたり複数のポジションでプレーすることで、子どもたちが考える時間を確保するといった取り組みを行いながら、考えることや周囲への気遣い、感謝をできるように成長を促していた。
　本事例をまとめると、指導者Tは健康がスポーツに取り組む子どもたちにとって重要な要因であることを示唆していた。指導の目標として、直接健康づくりを挙げるようなことはなかったが、サッカーを楽しんだり上達したりする中で、考えることや周囲に感謝できることが重要で、このことが健康づくりにも共通して重要であり、サッカーの技能と健康が相互に関連しあうものとして捉えていた。

Ⅲ　まとめと今後の課題

　本章では、地域にて運動指導を行っている指導者2名に対して、指導を行うときの健康への位置づけに関して語ってもらった。
　高齢者を対象としていた指導者Sは健康科学に関する専門的な知識を有していた。そのため、運動の健康への貢献について多角的な効果を背景としておさえていた。その中で、実際に参加者と関わる運動教室では参加者が楽しく生きがいを感じられることに焦点を当てて、参加者がこうした活動を通じてQOLが高まるように配慮をしていた。指導者Tは少年へのスポーツ指導を行っており、目的とするスポーツをより楽しめたり、上達したりといったことを目指していた。しかし、クラブでの活動は身体的、心理的な健康に作用し、健康さ自体もスポーツ活動と密接に関係するとの考えを持っていた。
　両者に共通するのは、体力科学的な運動の健康への効果といったこと自体が直接目指されるのではなく、指導に際した直接的な目標は参加者が活動を継続できるような配慮や、あるいは身体的、人格的な成長を促すことであった。そのため、運動教室のようなところで健康への効果を高めるには、そうした条件を満たすような場面設定のデザインを事前に行うことが必要となる。特に、健康自体を目的とする講座の指導者であっても、参加者が楽しくモチベーションを上げて活動の継続をできるように配慮していた。参加者が継続できて初めて、そこで行う運動による効果が

得られると考えると、指導者Sのような取り組み方は他の指導者にも参考となるだろう。

　スポーツの上達を目指すクラブチームの場合には、クラブを卒業した後にも様々な場面で活躍していけるような配慮が重要となろう。スポーツ技能だけではなく、人格的な成長を促すといった目標を持つことで、バーンアウトやバーバリアンアスリートとなってしまうことを防ぎ、心身ともに健やかにスポーツを継続できることが長期的な健康づくりにも寄与する可能性が示唆される。

　本研究にて対象とした事例では、両者とも疾病など健康を阻害する要因に対して運動の生理学的効果を用いて健康を維持することを目指すだけでなく、運動を行う場でのコミュニケーションや教室・クラブに参加する姿勢が健康を維持することを目指していた。このことは、疾病など健康を阻害する要因ではなく健康を生成する要因に着目するようになってきた、1990年代後半からの健康概念[14]に近い健康観を念頭に置いたものと言えよう。Antonovsky[15]は心身の健康を阻害する要因を取り除くと同時に、促進する要因を高めるという両方からのアプローチの必要性を提言しており、本事例のように健康を促進していく観点での指導目標も想定した教室の運営が求められるのではないだろうか。

　また、本章で事例とした2名は、他に仕事を有しているなかで、社会貢献活動として運動指導を行っていた。彼らが地域での運動指導を継続できていることには、職業との関連があることや、運動指導に携わること自体に内発的な動機づけが高まっていることが挙げられた。指導者への動機づけを高めることについては運動指導を継続するために必須であり、重要な課題となろう。本事例のような運動指導を継続できている指導者の動機づけの蓄積は、地域での運動指導者を養成し、今後、地域で運動指導に携わる人材を増やしていくための基礎的な資料となり得るだろう。

【引用文献】
[1] 文部科学省「体力・スポーツに関する世論調査」2013
[2] 平松携「コミュニティスポーツの復興に関して（Ⅴ）——スポーツ指導者の目標と住民の意識差」『尾道短期大学研究紀要』1983、32（1）、pp.137-163
[3] 庭木守彦、中川保敬「体育・スポーツ指導者の経営学的研究：指導目標と指導行動の分析」『熊本大学教育学部紀要　自然科学』1987、36、pp.77-82

[4] 山下和彦「地域少年スポーツ指導者の指導目標・指導スタイルの傾向」『日本体育学会大会号』2000、51、p.407
[5] 有馬弘知「運動系クラブ活動の運営方法について」『香川高等専門学校研究紀要』2012、3、pp.53-55
[6] 立木宏樹「少年期スポーツにおけるクラブと学校運動部の関係性に関する社会学的研究：Jユースクラブと高校サッカー部の意識形成の比較より」『九州保健福祉大学研究紀要』2014、15、pp.13-22
[7] 佐藤正伸「運動部指導における『生きる力』の育成と競技成績との関係：競技スポーツ指導と学校教育の接点となる経営目標を求めて」『体育スポーツ経営学研究』2002、17（1）、pp.23-32
[8] 徳永幹雄、橋本公雄「青少年の生活習慣が健康評価に及ぼす影響」『健康科学』2002、24、pp.39-46
[9] 難波秀行、黒坂裕香、田中由佳里ほか「女子大学生の推定最大酸素摂取量と過去の運動経験及び身体活動の関係」『和洋女子大学紀要』2016、56、pp.99-111
[10] 森良一「生涯を通じて自らの健康を適切に管理し、改善していく資質や能力を育成する健康教育の推進」『総合健診』2013、40（1）、pp.98
[11] 北澤利一「Walk から Work へ――『ふまねっと』運動の出自と理念」『看護学雑誌』2008、72（10）、pp.872-880
[12] 無藤隆、山田洋子、南博文ほか『質的心理学』新曜社、2008
[13] 金子明友『わざの伝承』明和出版、2002
[14] 桝本妙子「『健康』概念に関する一考察」『立命館産業社会論集』2000、36（1）、pp.123-139
[15] Antonovsky, A., "The Salutogenic model as a theory to guide health promotion", *Health Promotion International*, 1996, 11（1）, pp.11-18.

愛知東邦大学　地域創造研究所

　愛知東邦大学地域創造研究所は 2007 年 4 月 1 日から、2002 年 10 月に発足した東邦学園大学地域ビジネス研究所を改称・継承した研究機関である。従来の経営学部（地域ビジネス学科）の大学から、人間学部（子ども発達学科〔2014 年 4 月 1 日より、教育学部 子ども発達学科〕、人間健康学科）を併設する新体制への発展に伴って、新しい研究分野も包含する名称に変更したが、「地域の発展をめざす研究」という基本目的はそのまま継承している。

　当研究所では、研究所設立記念出版物のほか年 2 冊のペースで「地域創造研究叢書（旧 地域ビジネス研究叢書）」を編集しており、創立以来 14 年の間に下記 27 冊を、いずれも唯学書房から出版してきた。

- 『地域ビジネス学を創る──地域の未来はまちおこしから』（2003 年）
- 『地場産業とまちづくりを考える（地域ビジネス研究叢書 No.1）』（2003 年）
- 『近代産業勃興期の中部経済（地域ビジネス研究叢書 No.2）』（2004 年）
- 『有松・鳴海絞りと有松のまちづくり（地域ビジネス研究叢書 No.3）』（2005 年）
- 『むらおこし・まちおこしを考える（地域ビジネス研究叢書 No.4）』（2005 年）
- 『地域づくりの実例から学ぶ（地域ビジネス研究叢書 No.5）』（2006 年）
- 『碧南市大浜地区の歴史とくらし──「歩いて暮らせるまち」をめざして（地域ビジネス研究叢書 No.6）』（2007 年）
- 『700 人の村の挑戦──長野県売木のむらおこし（地域ビジネス研究叢書 No.7）』（2007 年）
- 『地域医療再生への医師たちの闘い（地域創造研究叢書 No.8）』（2008 年）
- 『地方都市のまちづくり──キーマンたちの奮闘（地域創造研究叢書 No.9）』（2008 年）
- 『「子育ち」環境を創りだす（地域創造研究叢書 No.10）』（2008 年）
- 『地域医療改善の課題（地域創造研究叢書 No.11）』（2009 年）
- 『ニュースポーツの面白さと楽しみ方へのチャレンジ──スポーツ輪投げ「クロリティー」による地域活動に関する研究（地域創造研究叢書 No.12）』（2009 年）
- 『戦時下の中部産業と東邦商業学校──下出義雄の役割（地域創造研究叢書 No.13）』（2010 年）
- 『住民参加のまちづくり（地域創造研究叢書 No.14）』（2010 年）

- 『学士力を保証するための学生支援——組織的取り組みに向けて（地域創造研究叢書 No.15）』（2011 年）
- 『江戸時代の教育を現代に生かす（地域創造研究叢書 No.16）』（2012 年）
- 『超高齢社会における認知症予防と運動習慣への挑戦——高齢者を対象としたクロリティー活動の効果に関する研究（地域創造研究叢書 No.17）』（2012 年）
- 『中部における福澤桃介らの事業とその時代（地域創造研究叢書 No.18）』（2012 年）
- 『東日本大震災と被災者支援活動（地域創造研究叢書 No.19）』（2013 年）
- 『人が人らしく生きるために——人権について考える（地域創造研究叢書 No.20）』（2013 年）
- 『ならぬことはならぬ——江戸時代後期の教育を中心として（地域創造研究叢書 No.21）』（2014 年）
- 『学生の「力」をのばす大学教育——その試みと葛藤（地域創造研究叢書 No.22）』（2014 年）
- 『東日本大震災被災者体験記（地域創造研究叢書 No.23）』（2015 年）
- 『スポーツツーリズムの可能性を探る——新しい生涯スポーツ社会への実現に向けて（地域創造研究叢書 No.24）』（2015 年）
- 『ことばでつなぐ子どもの世界（地域創造研究叢書 No.25）』（2016 年）
- 『子どもの心に寄り添う——今を生きる子どもたちの理解と支援（地域創造研究叢書 No.26）』（2016 年）

　当研究所ではこの間、愛知県碧南市や同旧足助町（現豊田市）、長野県売木村、豊田信用金庫などから受託研究や、共同・連携研究を行い、それぞれ成果を発表しつつある。研究所内部でも毎年 5 〜 6 組の共同研究チームを組織して、多様な角度からの地域研究を進めている。本報告書もそうした成果の 1 つである。また学校法人東邦学園が所蔵する、9 割以上が第 2 次大戦中の資料である約 1 万 4,000 点の「東邦学園下出文庫」も、ボランティアの皆さんのご協力で整理を終え、当研究所が 2008 年度から公開している。
　そのほか、月例研究会も好評で、学内外研究者の交流の場にもなっている。今後とも、当研究所活動へのご協力やご支援をお願いするしだいである。

執筆者紹介

尚　爾華（しょう じか）／愛知東邦大学人間学部（第1章担当）
澤田　節子（さわだ せつこ）／愛知東邦大学人間学部（第2章担当）
谷村　祐子（たにむら ゆうこ）／愛知東邦大学人間学部（第3章担当）
肥田　幸子（ひだ さちこ）／愛知東邦大学人間学部（第4章担当）
中野　匡隆（なかの まさたか）／愛知東邦大学人間学部（第5章担当）
木野村嘉則（きのむら よしのり）／愛知東邦大学人間学部（第6章担当）

地域創造研究叢書No.27

長寿社会を生きる──地域の健康づくりをめざして

2017年3月31日　第1版第1刷発行　　※定価はカバーに表示してあります。

編　者──愛知東邦大学　地域創造研究所

発　行──有限会社　唯学書房

〒101-0051　東京都千代田区神田神保町2-23　アセンド神保町302
TEL　03-3237-7073　　FAX　03-5215-1953
E-mail　yuigaku@atlas.plala.or.jp
URL　http://www.yuigaku.com

発　売──有限会社　アジール・プロダクション
装　幀──米谷　豪
印刷・製本──中央精版印刷株式会社

ⓒCommunity Creation Research Institute, Aichi Toho University
2017 Printed in Japan
乱丁・落丁はお取り替えいたします。
ISBN978-4-908407-08-6 C3336